発達障害の子を育てる本

スマホ・タブレット活用編

監修

中邑賢龍　東京大学先端科学技術研究センター
人間支援工学分野教授

近藤武夫　東京大学先端科学技術研究センター
人間支援工学分野准教授

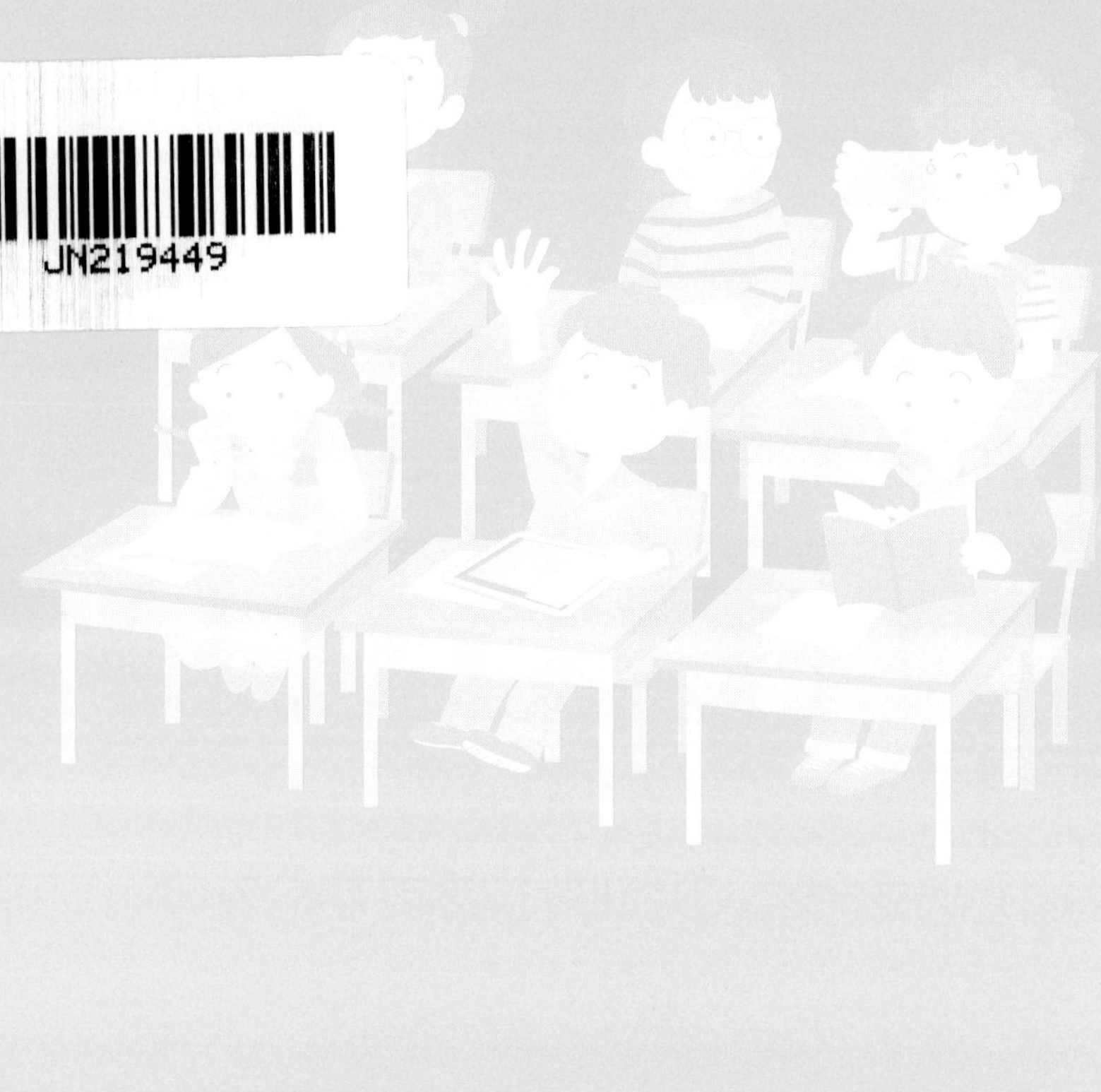

健康ライブラリー
スペシャル

講談社

まえがき

私は「発達障害」という言葉に違和感を覚えます。いま世の中では、ユニークな才能をもつ子が学校生活で少し不適応を起こすと、途端に「発達障害」だと言われてしまうことがあります。なかには治療をすすめられる子もいます。

しかし、そういう子どもたちの多くは、やりたいことを十分に学べる環境をみつければ、不適応を起こすことなどなく、才能を発揮していけるようになります。私は研究を通じて、そういう子を大勢みてきました。

子どもに不適応が起きたとき、なんでもかんでも「発達障害」と言うのではなく、その子に合った生き方や学び方を考えていくべきではないでしょうか。私はそう思います。

「発達障害」とされる子どもたちは、読み書きや計算、会話などを苦手としています。それが学校生活への不適応につながってしまうことが多く、そのため彼ら彼女らは大抵、苦手なことを一生懸命、練習しています。

読み書きなどが苦手でも、人一倍練習をすれば力は伸びていきます。家族や学校の先生はその姿をみて「成長している」と感じます。しかし本人は、ほかの子に比べて自分の学習速度が遅いため「こんなに努力しても追いつけない」と感じています。そして家族や先生が安心するいっぽうで、本人は徐々に自信を失い、学ぶことに意欲をもてなくなっていくのです。それがときには不登校につながることもあります。

そうなる前に、その子に合った学び方を考えましょう。本人が学ぶ意欲をもっているうちに対応することが大切です。学ぶ意欲があり、一生懸命にやっているのに「宿題に著しく時間がかかる」といった様子がみられるなら、読み書きの困難が考えられます。そしてその困難は、学び方を変えれば解消するかもしれません。

この本ではそのためのヒントとして、テクノロジーの活用法を紹介します。一般的な学び方では才能をなかなか発揮できない子が、スマホやタブレットなどのツールを使うことで、学びやすい環境を手に入れ、力を発揮できるようになるということが、じつはよくあります。この本では事例をまじえて、子どもたちのそのような変化を解説しています。この本を使って、子ども本人といっしょに「やりたいことを十分に学べる環境」をつくっていきましょう。

東京大学先端科学技術研究センター
人間支援工学分野教授
中邑賢龍

1 今日からテクノロジーを活用しよう！

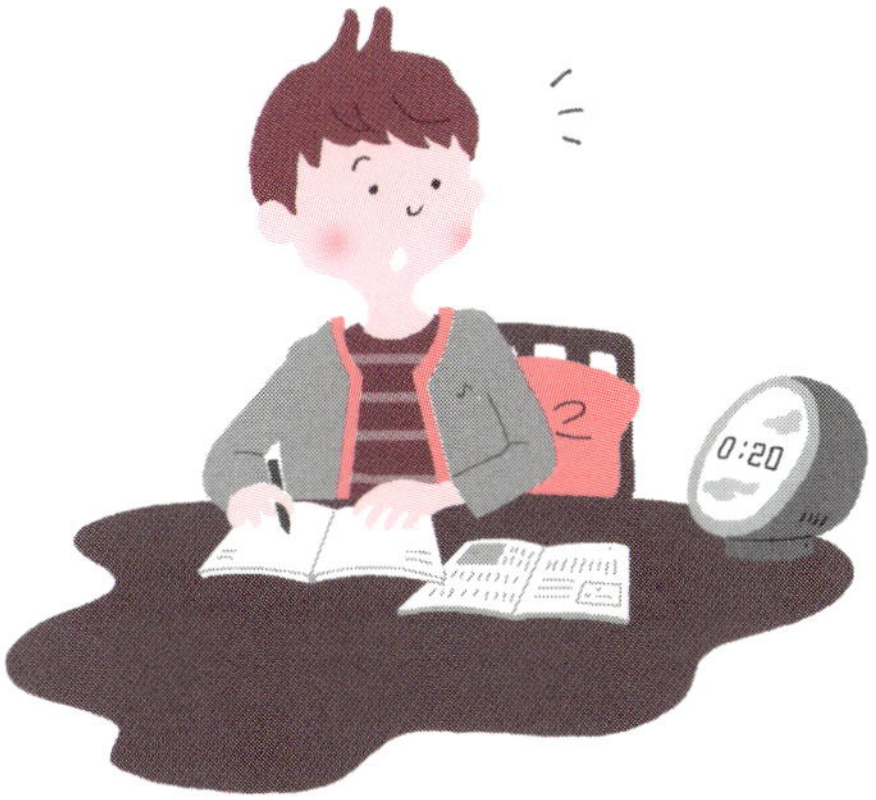

2 なぜ発達障害の子に役立つのか

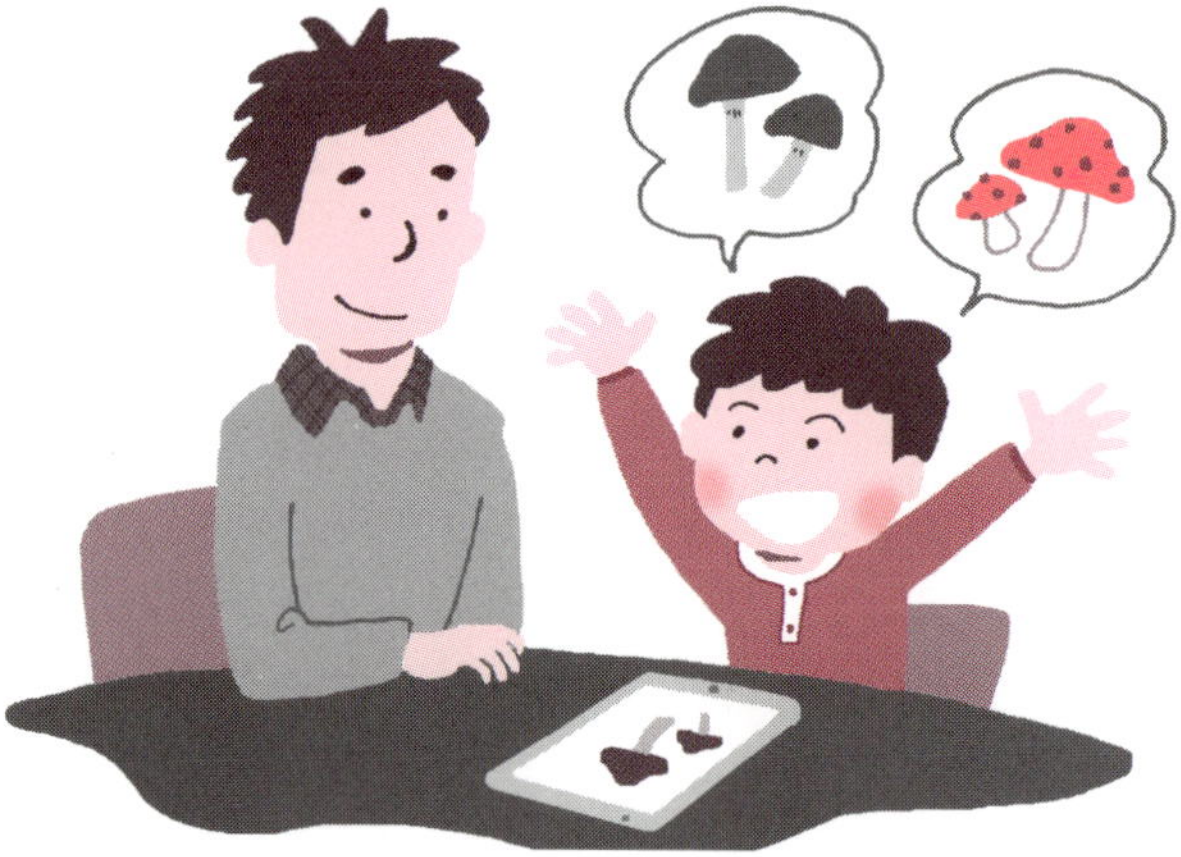

3 まずは家庭で使ってみよう！

4 授業やテストにも使っていこう！

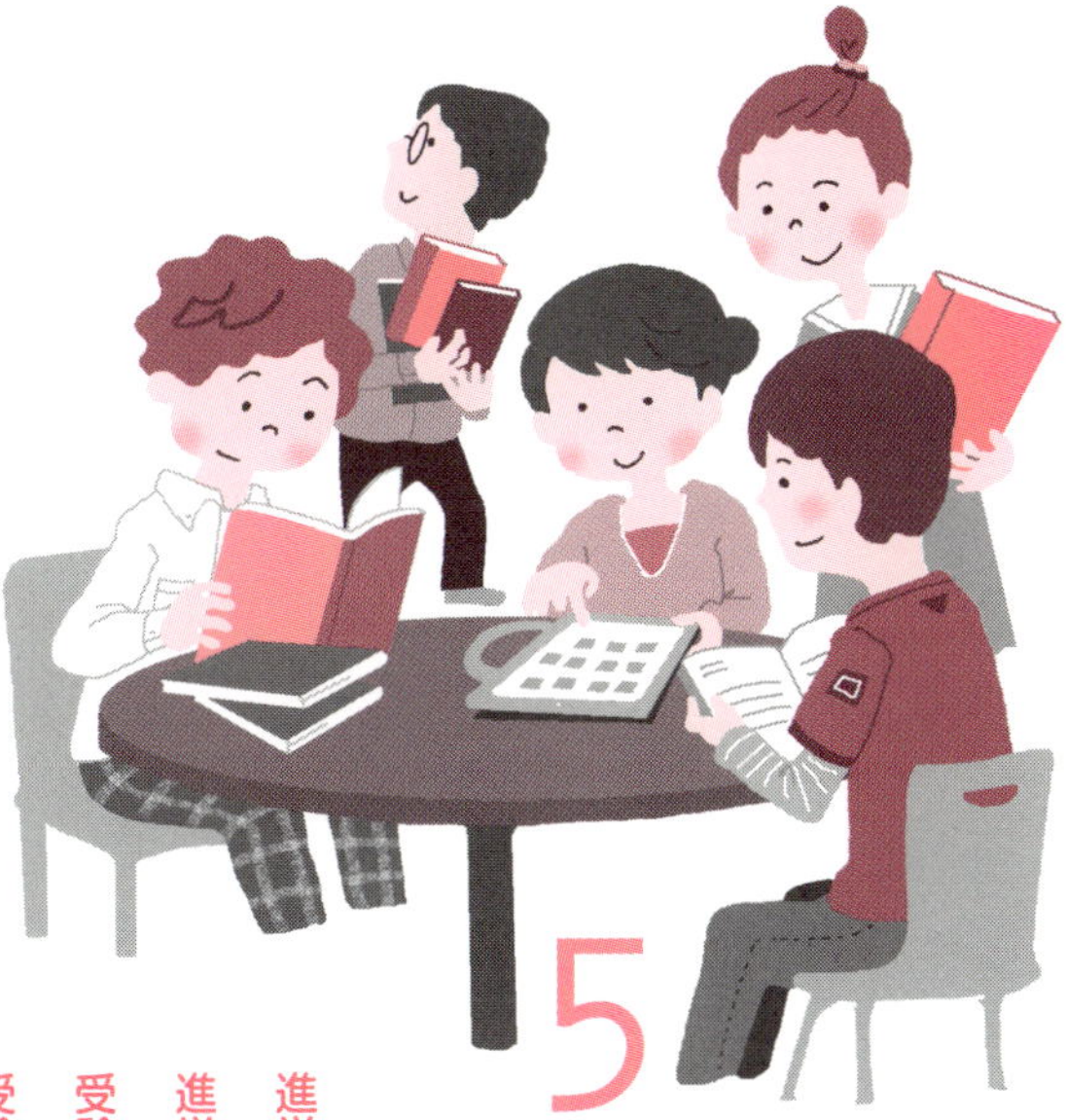

5 進学先でも将来も、ずっと使い続けよう！

子どもたちの過去

読み書きに苦しみ、十分に学べない子がいた

1　読み書きや会話、集団活動などを苦手としていて、家庭や学校で十分に学べていない子どもたちがいます。

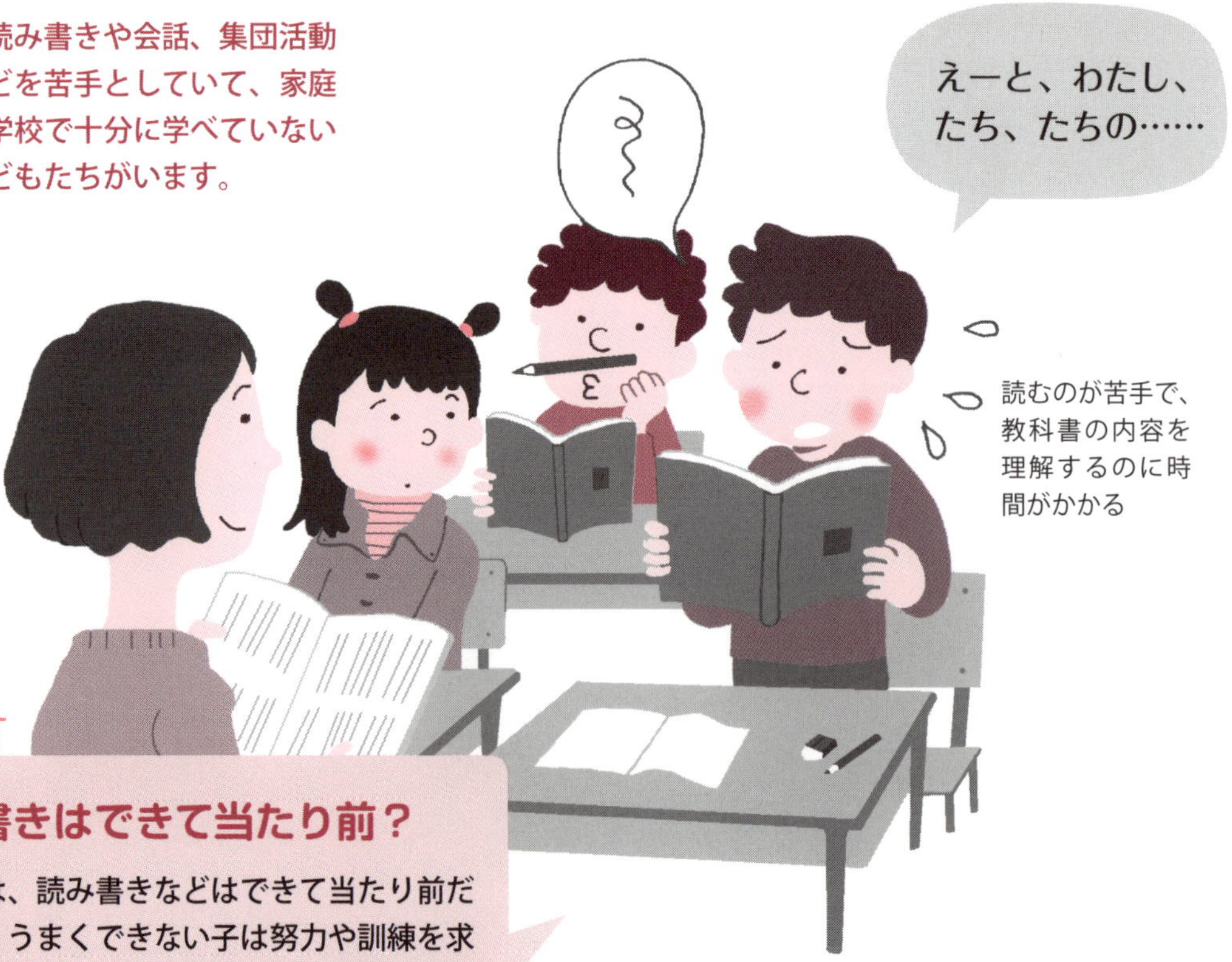
えーと、わたし、たち、たちの……
読むのが苦手で、教科書の内容を理解するのに時間がかかる

POINT

読み書きはできて当たり前？

　以前は、読み書きなどはできて当たり前だとされ、うまくできない子は努力や訓練を求められました。しかし最近では、家族や学校の先生が子どもの困難の背景を理解し、支援することが一般的になってきています。

（くわしくは第１章・第２章へ）

2　その子たちには得意なこともあるのですが、苦手なことでつまずいてしまい、本来の力を発揮できていないのです。

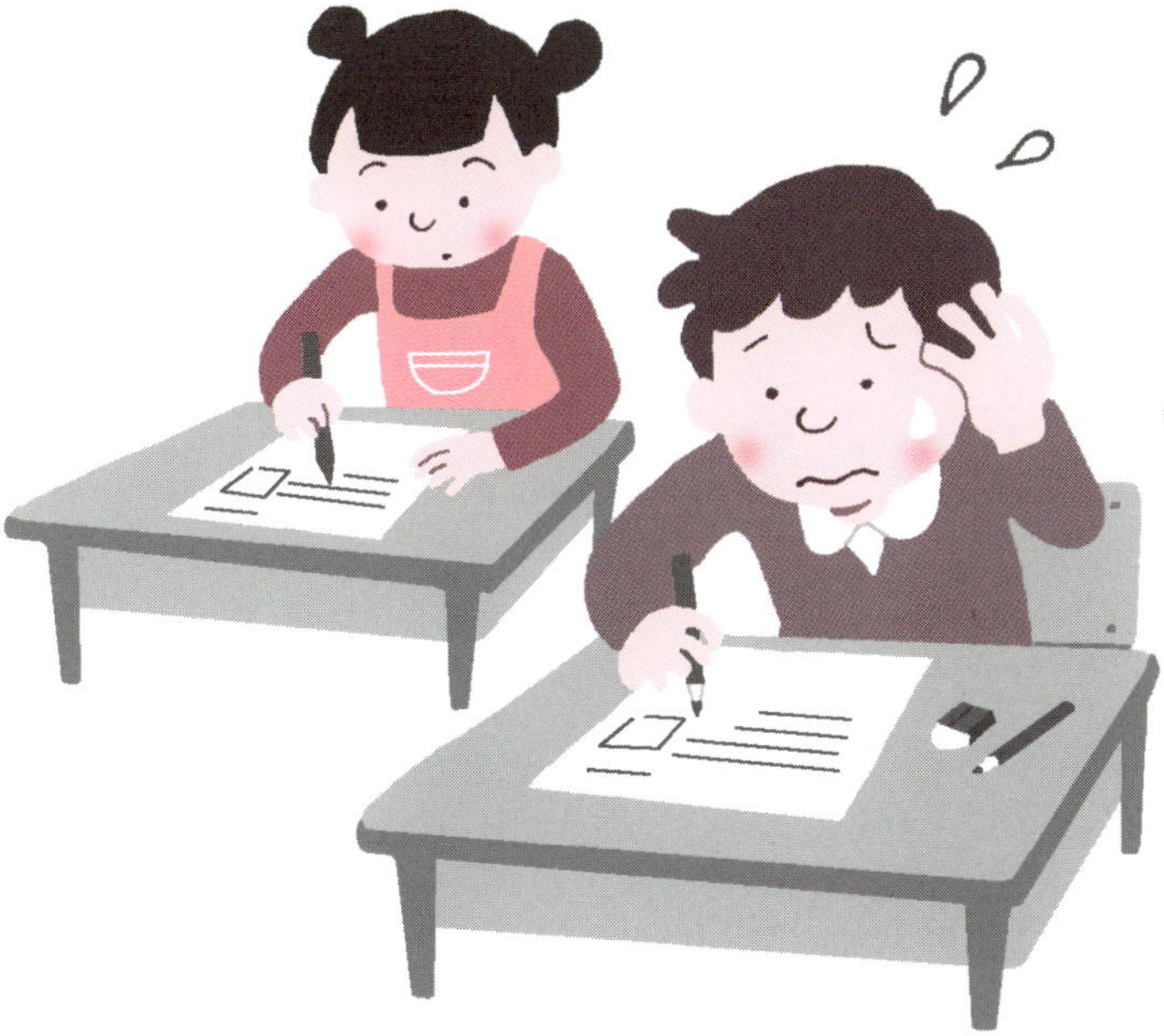

3

ほかの子と同じようにやろうとして、苦手なことを人一倍がんばってみても、なかなかうまくいきません。

テストでも、問題を読むことに時間がかかって、答えを書ききれない

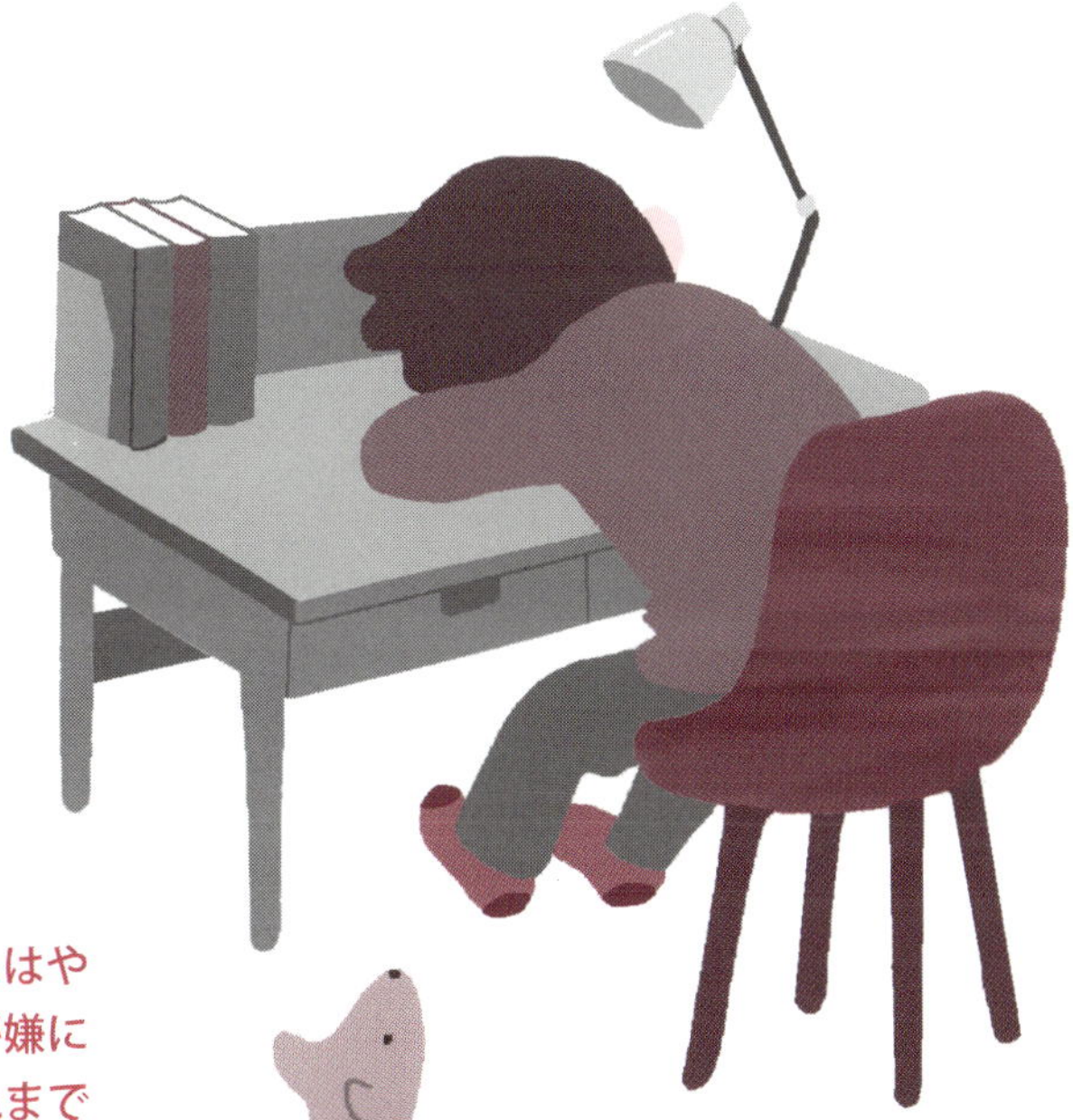

4

そんな日々が続けば、子どもはやる気を失います。勉強や学校が嫌になってしまう子もいます。これまでは、そのような話がよくありました。しかし、時代は変わってきています。(8ページへ続く)

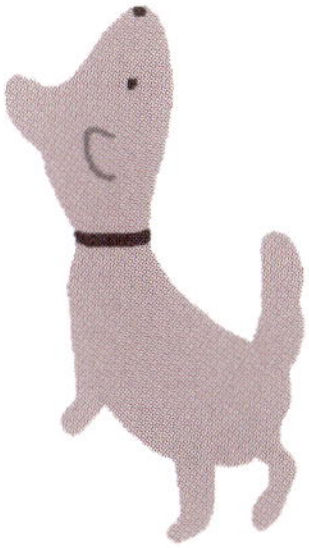

「自分はダメなヤツだ、がんばってもムダだ」と考えてしまう

子どもたちのいま

スマホ・タブレットを使って学ぶ子が増えている

5　最近は子どもたちが、苦手なことに配慮を受けられるようになってきました。学習面では、スマホやタブレットを使った支援が広がっています。

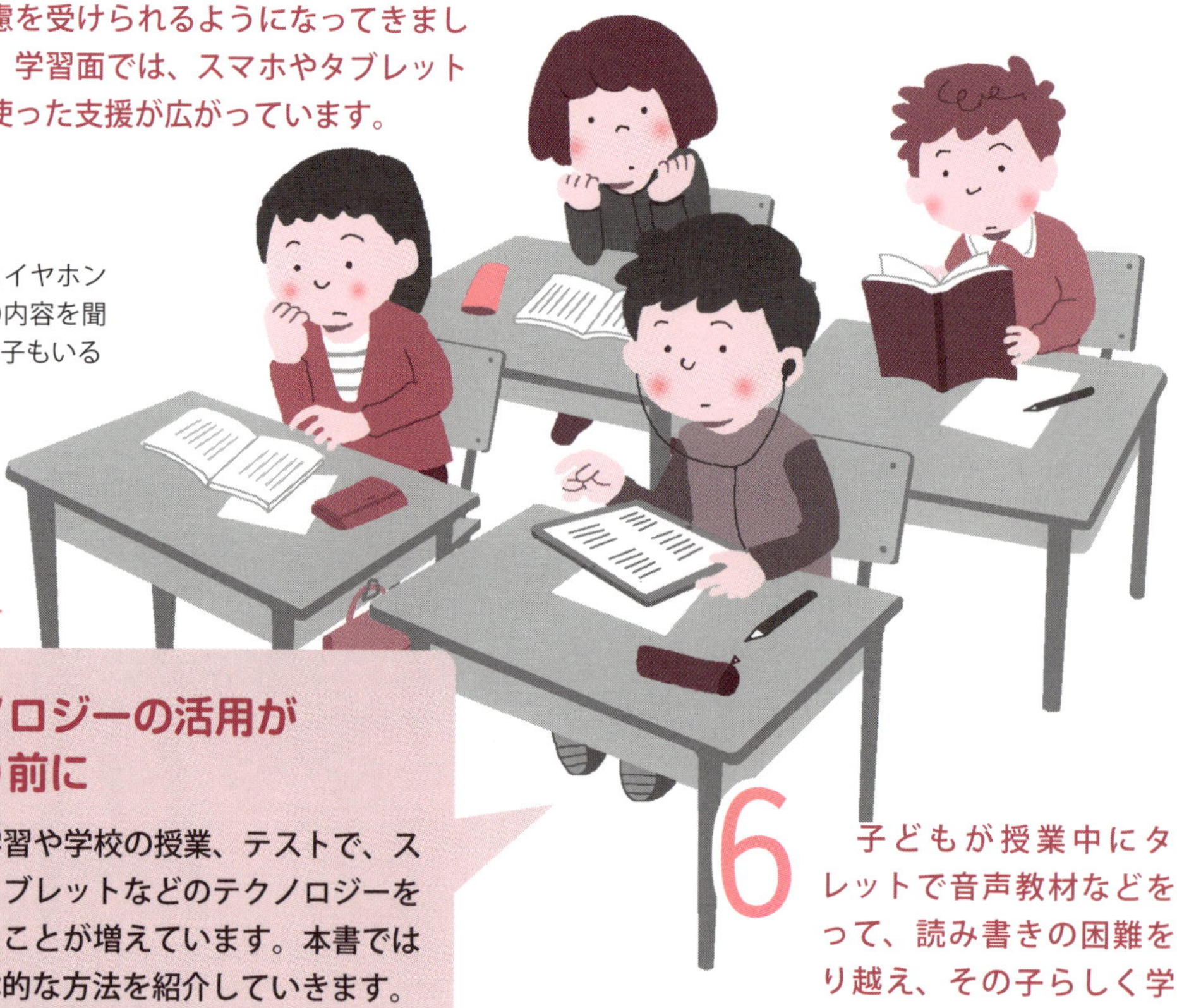

タブレットとイヤホンで、教科書の内容を聞いて理解する子もいる

POINT

テクノロジーの活用が当たり前に

家庭学習や学校の授業、テストで、スマホやタブレットなどのテクノロジーを活用することが増えています。本書ではその具体的な方法を紹介していきます。

（くわしくは第１章・第３章へ）

6　子どもが授業中にタブレットで音声教材などを使って、読み書きの困難を乗り越え、その子らしく学ぶという例が、年々増えているのです。

7 読み書きが苦手な子の場合、授業だけでなく、テストでも「キーボード入力」などを使うことができます。

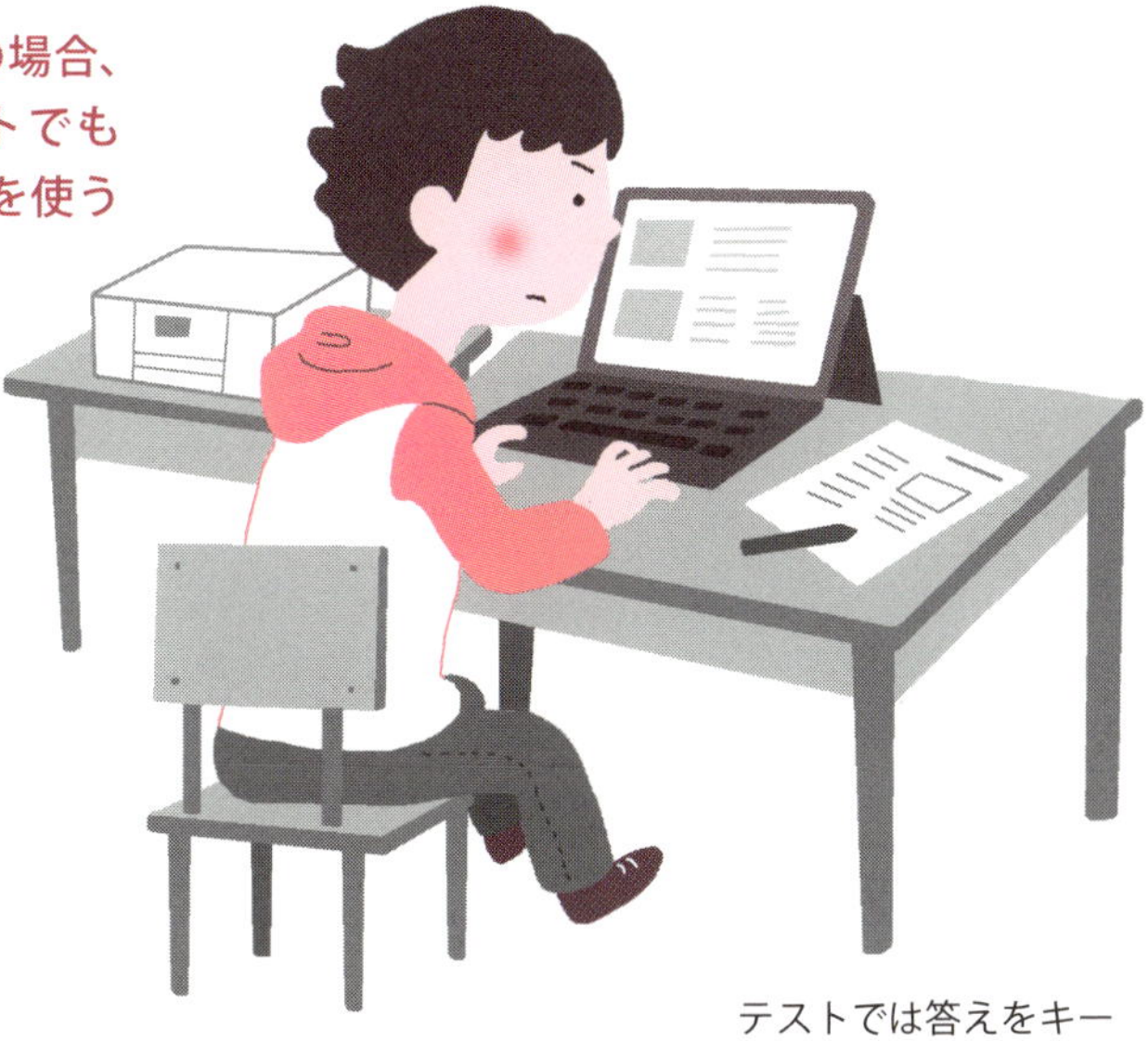

テストでは答えをキーボードで入力し、印刷して提出する

8 このような例が、全国に広がっています。子どもたちは、それぞれの困難に応じた「合理的配慮」を受けられるようになったのです。
(10ページへ続く)

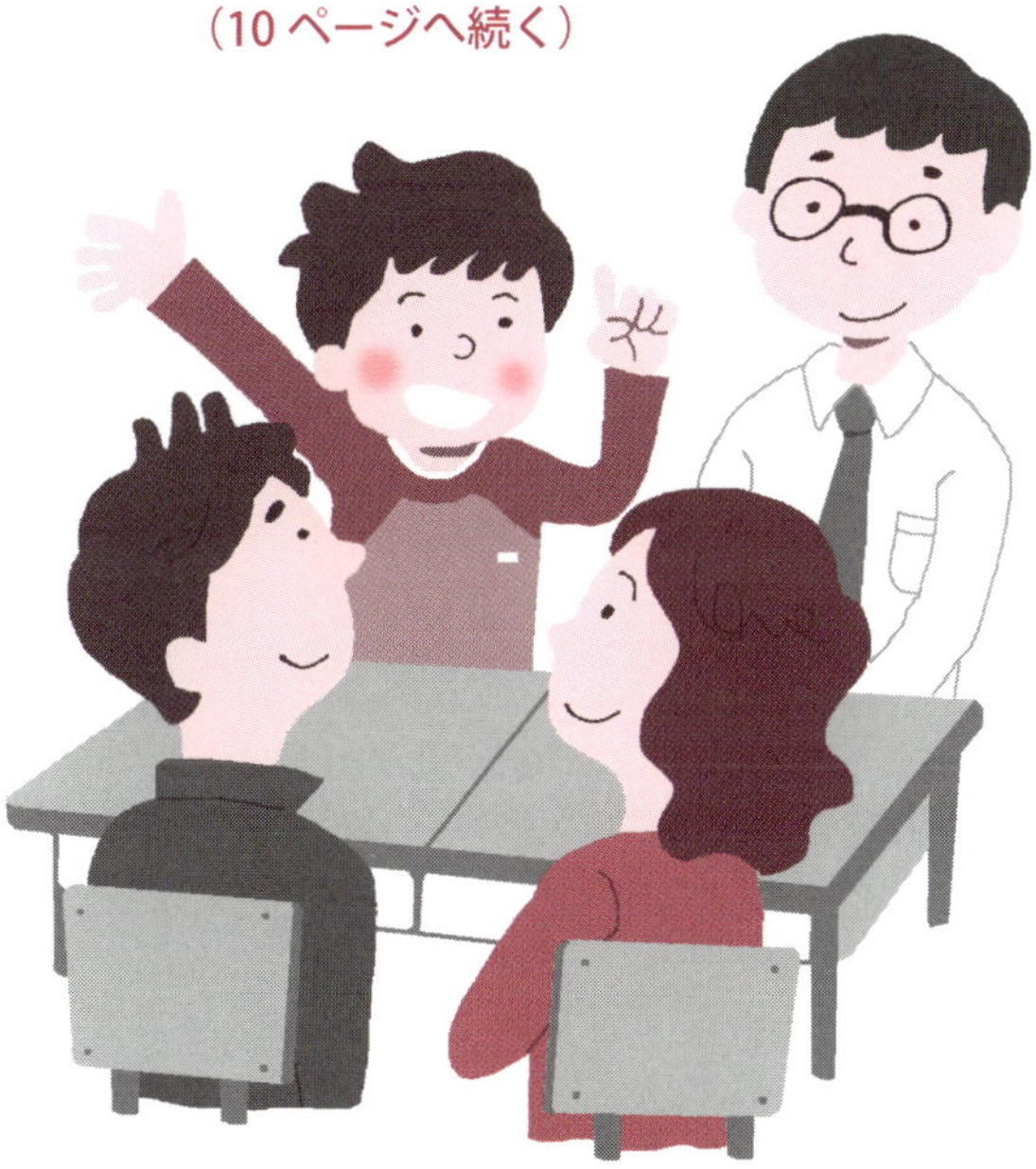

子どもや家族が配慮を希望し、学校と話し合うことができるように

POINT

「合理的配慮」が法的な義務に

2016年に障害者差別解消法が施行され、発達障害などの障害がある人に「合理的配慮」をすることが法的な義務となりました。合理的配慮とはなにか、家族や学校の先生はなにができるのか、本書でくわしく解説しています。

(くわしくは第4章へ)

子どもたちの未来

すべての子が、その子らしく学べる世の中に

9 これからの世の中では、大人も子どももスマホやタブレットなどを使って、それぞれのやり方で学び、社会参加するようになるでしょう。そんな未来を感じながら支援にとりくんでいってください。

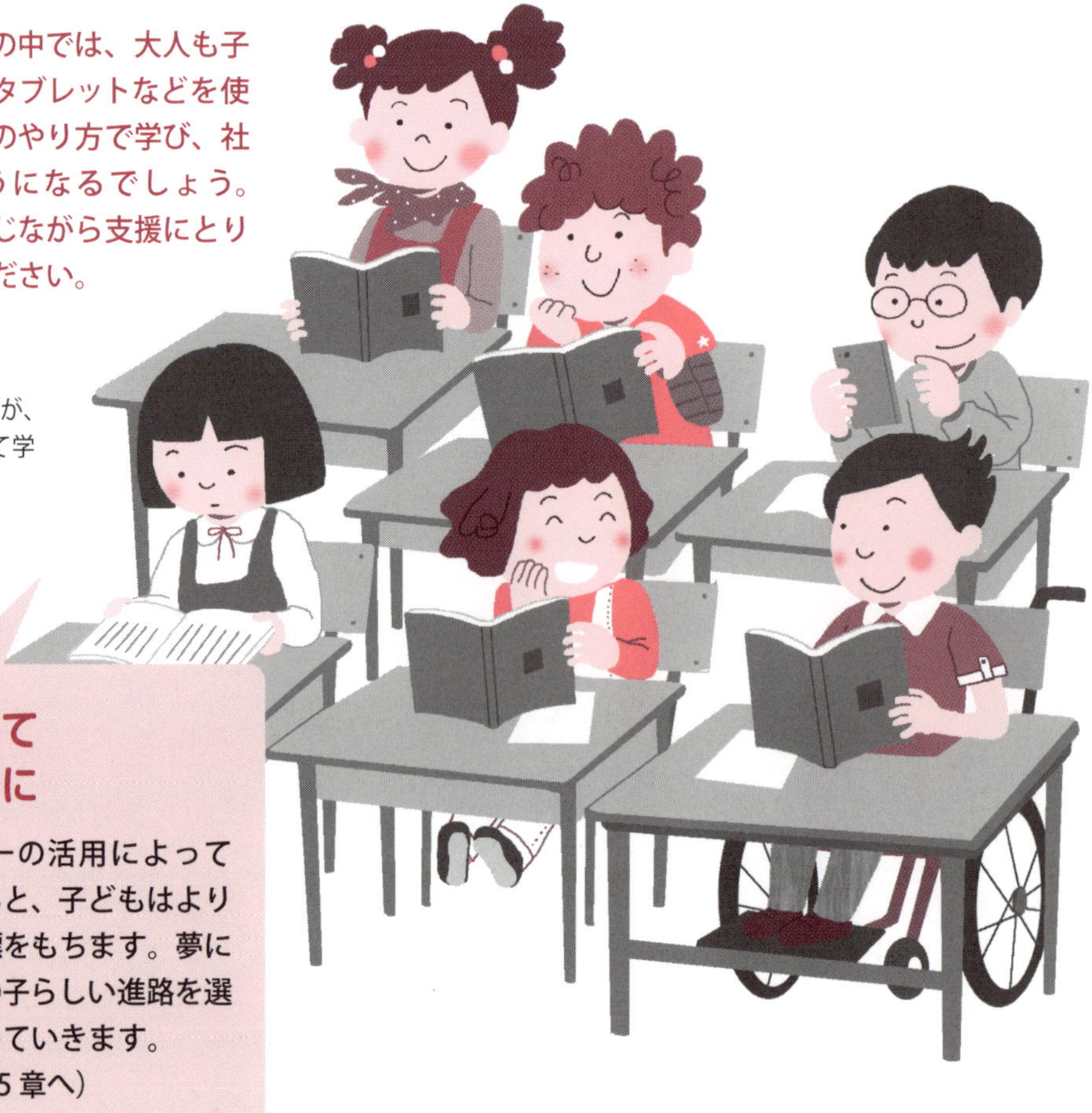

子ども一人ひとりが、必要なものを使って学んでいくように

POINT

夢に向かって学べるように

テクノロジーの活用によって困難が解消すると、子どもはより大きな夢や目標をもちます。夢に向かって、その子らしい進路を選べるようになっていきます。

（くわしくは第５章へ）

1

今日からテクノロジーを活用しよう！

スマホやタブレットなどのテクノロジーを活用して、
子どもの読み書きや計算、会話などを
サポートする方法を、具体的に紹介していきます。
子どもに役立ちそうな方法があったら、
今日からすぐにでも、実践してみてください。

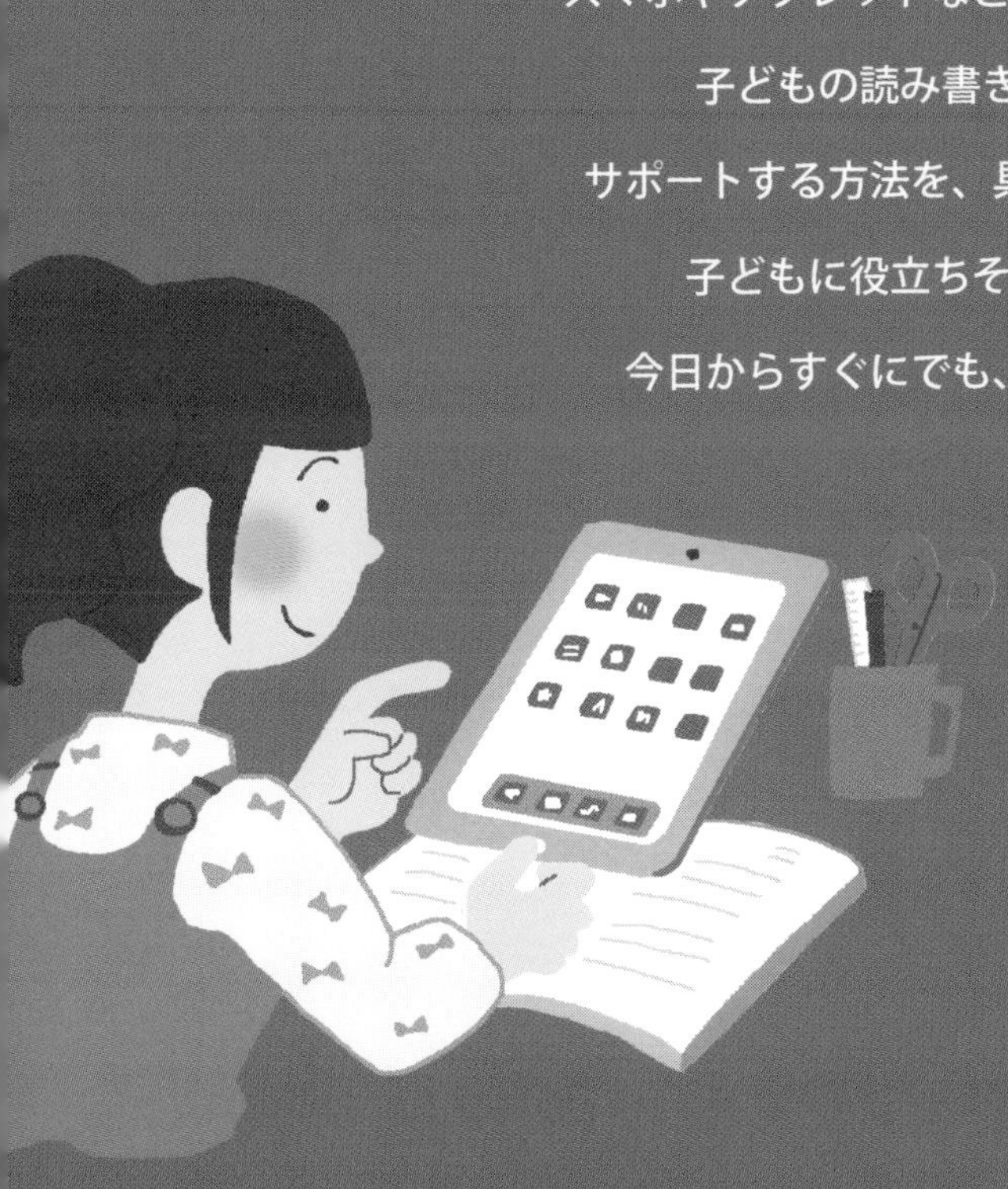

なにを使う？

いまそこにあるテクノロジーを使う

「アルテク」を使おう！

この本では「テクノロジーを使って子どもを支援すること」を解説していきます。「テクノロジー」というと、研究者が使うような専門機器をイメージするかもしれませんが、この本で紹介するのは、もっと身近なものです。身のまわりにあるテクノロジー、略して「アルテク」の活用を紹介します。

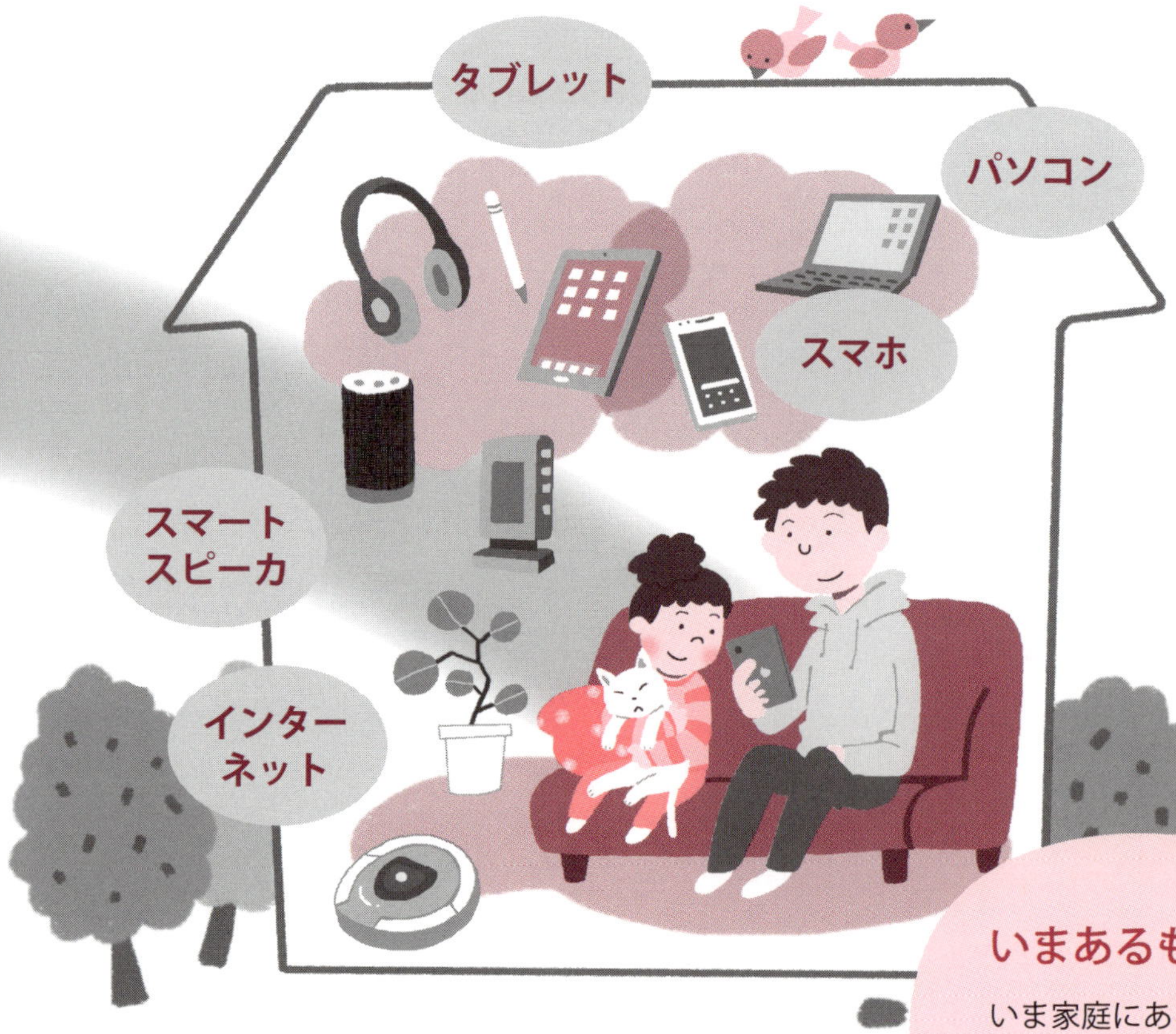

タブレット
パソコン
スマホ
スマート
スピーカ
インター
ネット

スマホやタブレット、パソコン、スマートスピーカなど、大人が日頃使っているものが役に立つ

いまあるものを使う

いま家庭にあるものを「アルテク」として使う。「ダジャレなんて」と感じるかもしれないが、それくらい身近なものが、意外に活用できる

最近では、家庭で使っているタブレットなどを、学校に持参することもできるようになってきた

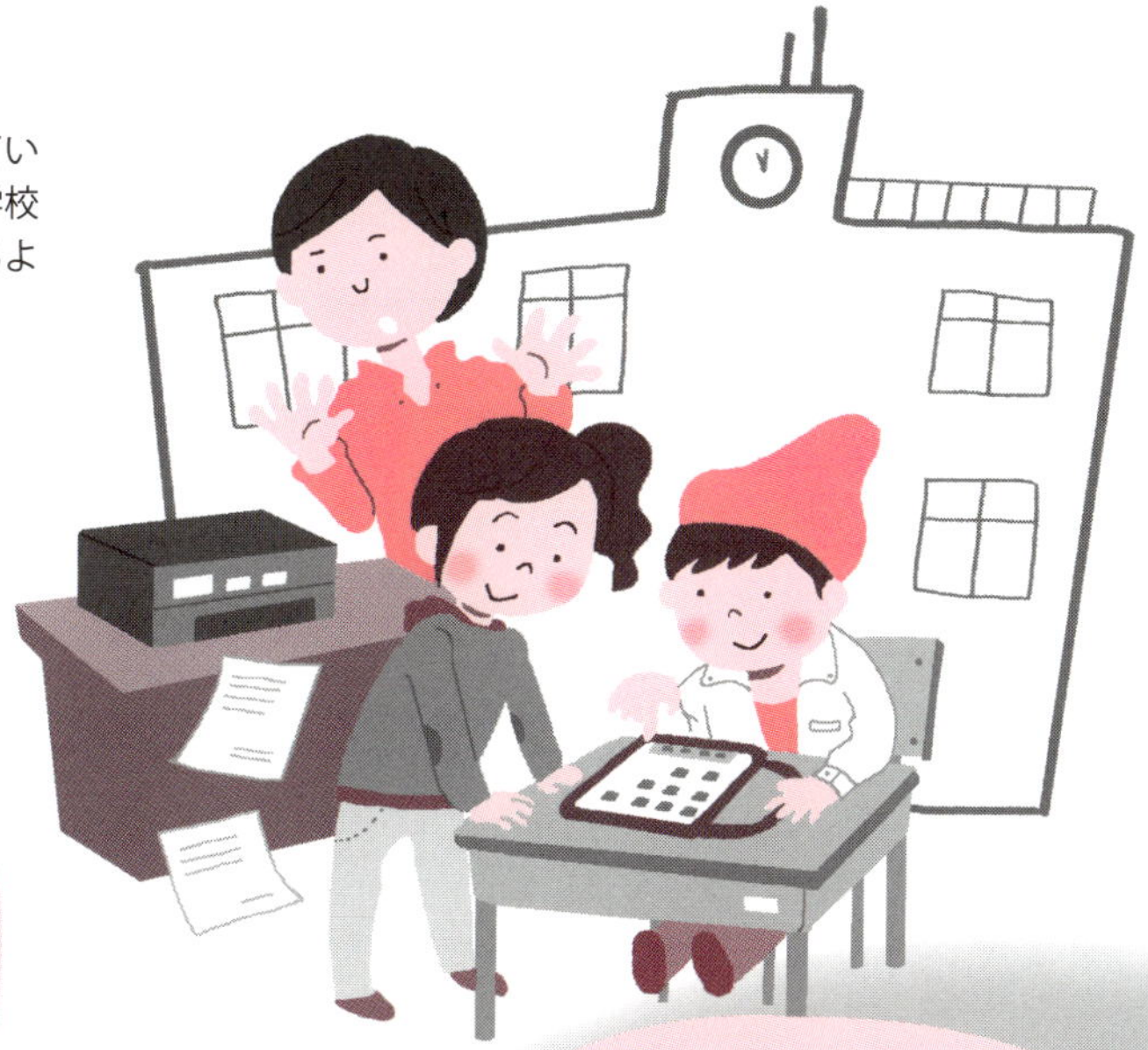

大人になっても使う

家庭や学校で役に立ったものは、その後の進学先でも、大人になってからも使っていく。もともと大人も使うものなので、将来も活用できる

家庭でも学校でも使う

家庭で使ってみて役に立ったものは、学校など、家庭の外にも持ち出して使う。身近なものなので、いつでもどこでも活用できる

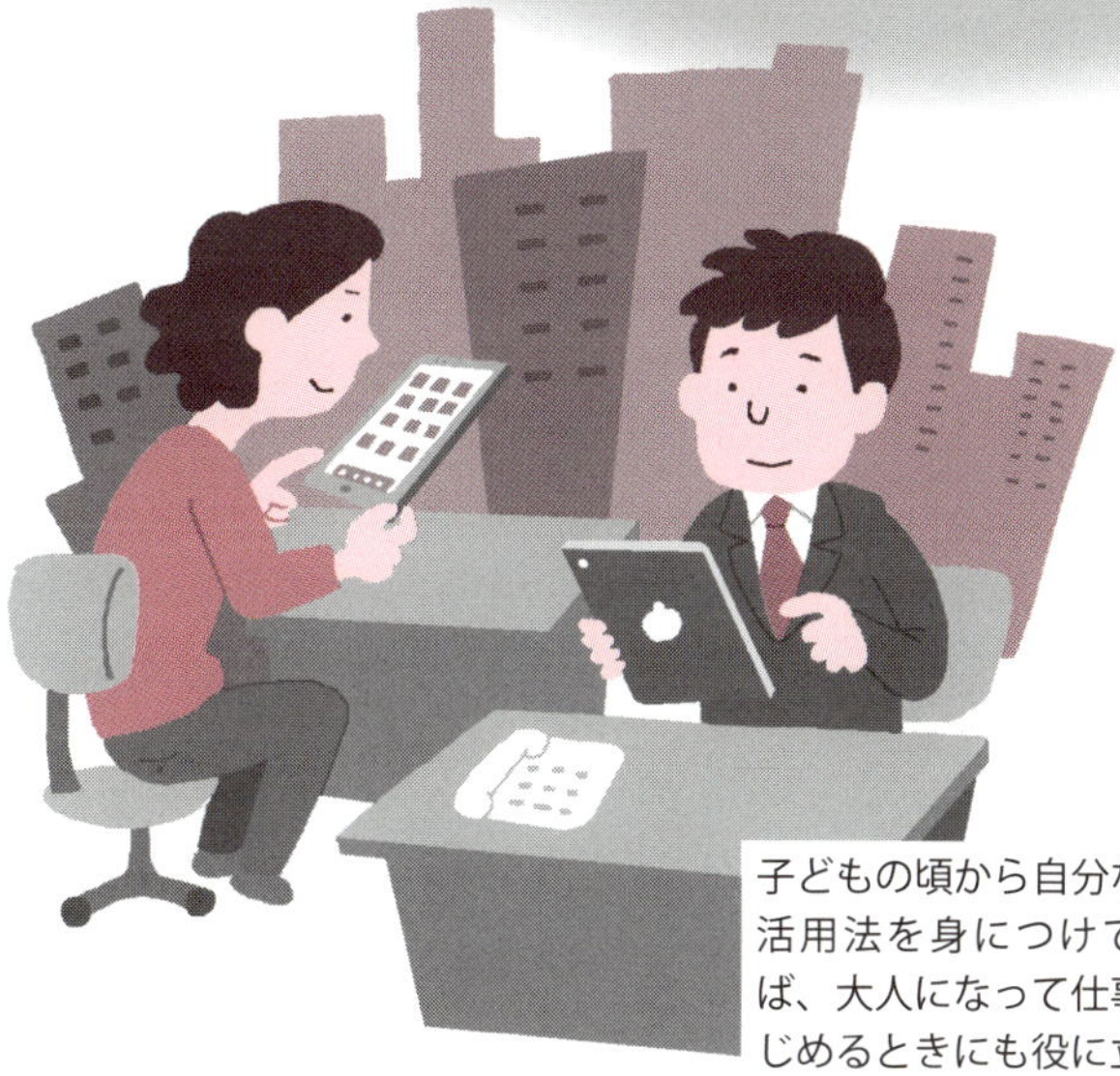

子どもの頃から自分なりの活用法を身につけておけば、大人になって仕事をはじめるときにも役に立つ

特別なものは必要ない

子どもの支援機器として、特別なものを用意する必要はありません。もともと家にあるスマホやタブレットなどを「テクノロジー」として使います。それらの身近なツールで、読み書きや会話などに困難がある子の生活を、サポートすることができます。

誰が使う？

診断がなくても困っているなら使う

障害があるから使う？

発達障害などの障害がある子の支援に、テクノロジーが活用されています。しかし、テクノロジーは障害がある子にだけ役に立つというものではありません。

視覚障害や聴覚障害、肢体不自由などがある子の支援にも、テクノロジーが活用されている。いずれも障害の診断や認定がある場合には、支援を受けやすい

発達障害

読み書きや計算の学習リテラシー、注意集中、コミュニケーションなどに困難がある。テクノロジーによる支援で困難をある程度解消できる場合がある。発達障害の診断や認定がある子は支援を受けやすい

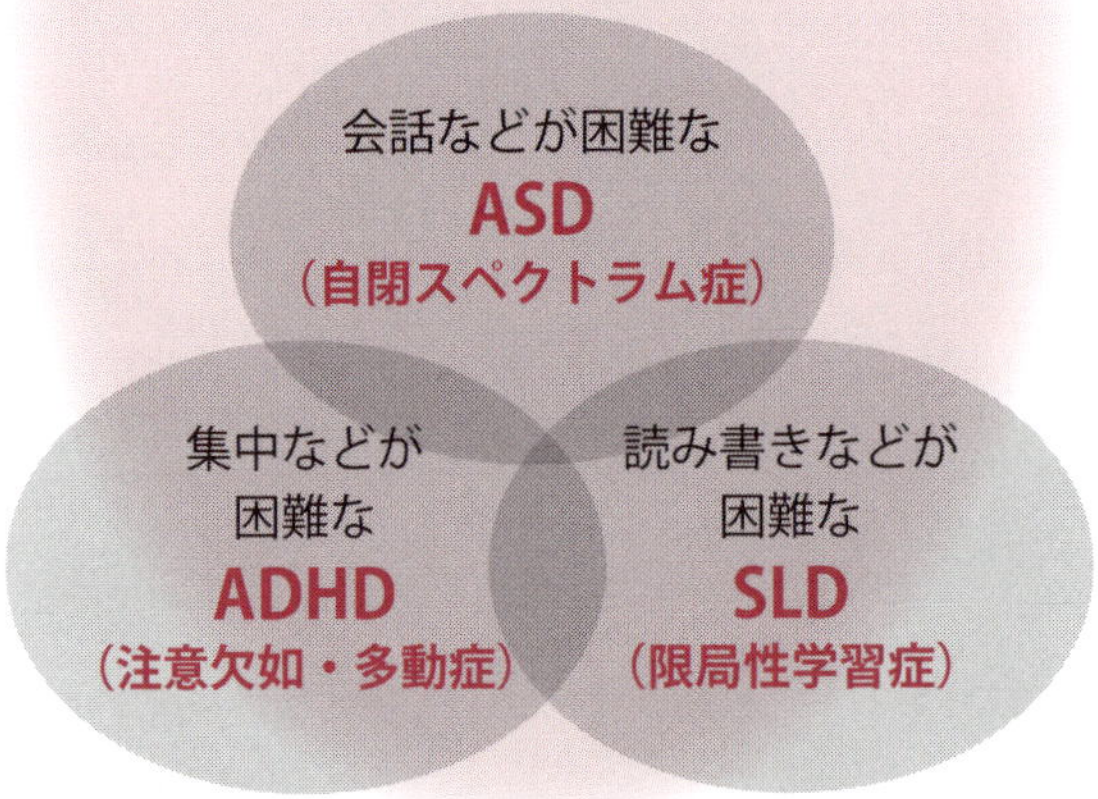

会話などが困難な
ASD
（自閉スペクトラム症）
集中などが
困難な
ADHD
（注意欠如・多動症）
読み書きなどが
困難な
SLD
（限局性学習症）

診断がある子にもない子にも役に立つ

この本は「発達障害の子を育てる本」ですが、発達障害の子だけでなく、それ以外の子どもにも役立つものになっています。

この本では、読み書きや計算、考えること、会話などにテクノロジーを活用する方法を、このあと解説していきます。

それは、発達障害の子の困難を解消することに役立つ方法です。しかし、発達障害でもほかの障害でも、障害の診断や認定がなくても、同じような困難を感じている子には、同じように役に立ちます。

子どもが困っているなら、診断の有無にかかわらず、この本の方法を試してみてください。

困っているなら使う！

障害の診断や認定がなくても、生活面で以下のような困りごとがある子には、テクノロジーが役立つ可能性があります。テクノロジーを使ってみましょう。

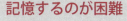

記憶するのが困難

見聞きしたことなどを覚えるのが苦手。先生の指示などを忘れてしまう

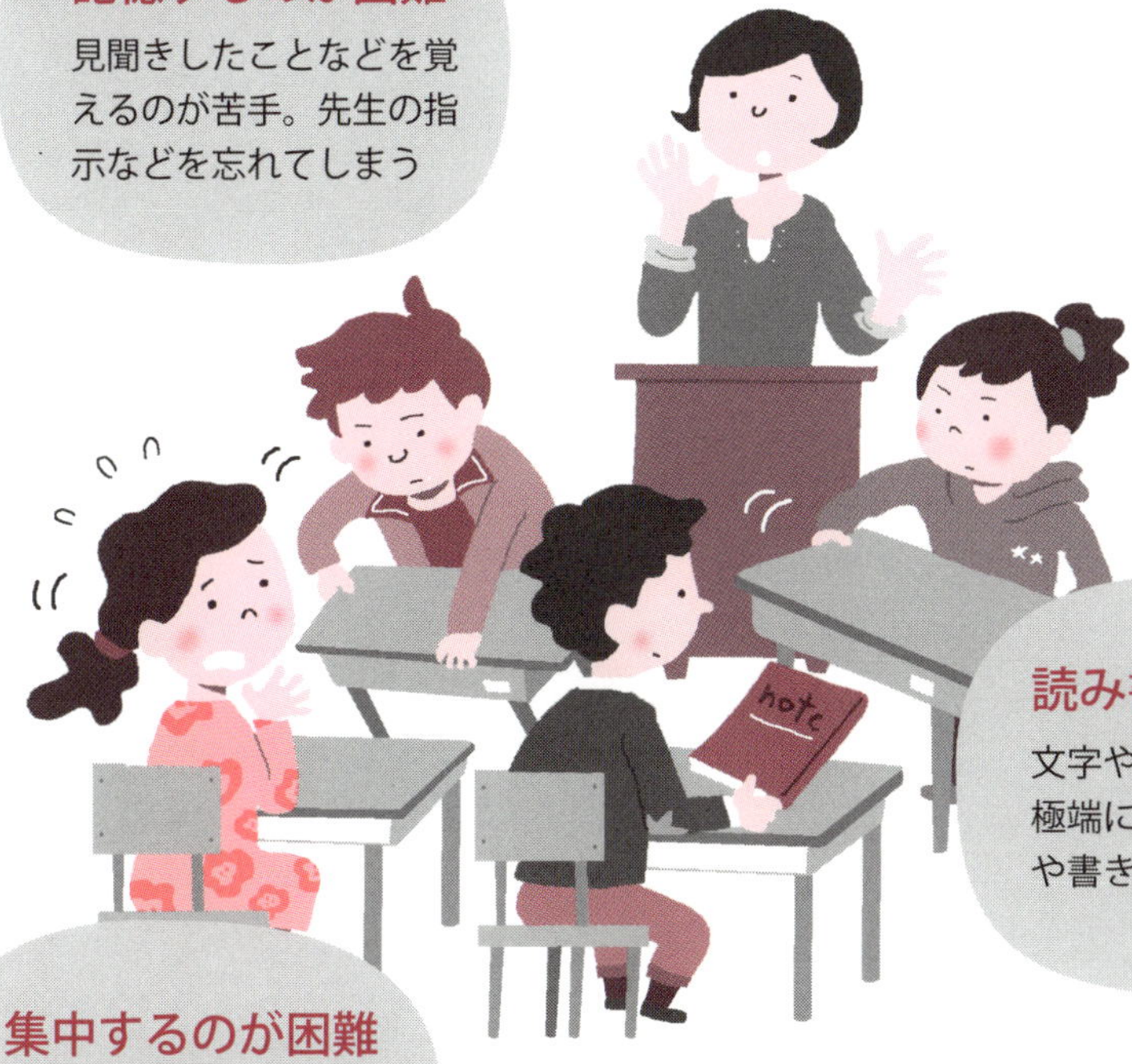

診断の有無にこだわらず、支援の必要性を考える

読み書きが困難

文字や文章の読み書きが極端に苦手。読みとばしや書きもらしが多い

集中するのが困難

人の話や勉強などに集中するのが苦手。気が散りやすい

一斉指示を聞きとるのが苦手で困っていても、診断がなく、支援を受けられていない子もいる

コミュニケーションが困難

会話がかみ合わないことが多く、空気が読めないと言われやすい

キーワード解説

読むことに苦しむ「印刷物障害」とは

アメリカなどでは、印刷物の読み書きが困難な状態を「印刷物障害（Print Disabilities）」ということがあります。医学用語ではなく、教育などで使われる用語です。

一般的な印刷物を読むことに困難があれば、印刷物障害とみなします。そして、印刷物しかない環境によって障害が生まれるのだと考えます。その障害は、印刷物以外のもの、たとえばスマホやタブレットを使うことで除去できる場合があります。

このような考え方を参考にすると、診断にこだわらずに支援することの重要性がみえてきます。

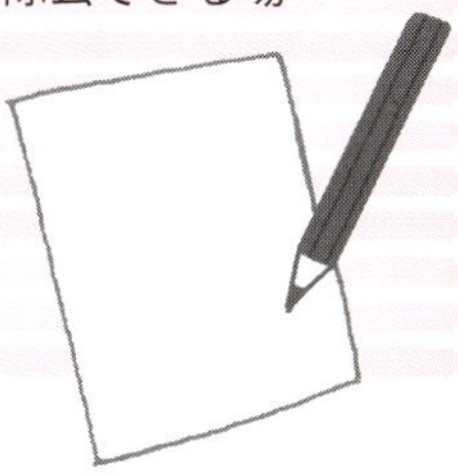

なんのために使う？

本人が「やりたいこと」を実現するために使う

本人が自分の夢や目標のために使う

テクノロジーを活用すると、子どもの読み書きなどの困難が解消することがあります。しかしテクノロジーを使うのは、「苦手の克服」のためではありません。

そうではなく、困難や障壁をとりのぞき、子どもの「夢の実現」をサポートするために、テクノロジーを活用していきましょう。

苦手なことが多いからテクノロジーを使うのではなく、子どもが「やりたいこと」を思う存分できていないから、テクノロジーを活用するのです。本人にやりたいことを聞き、それを実現する方法として、テクノロジーの利用を提案するようにしてください。

テクノロジーの使い方

テクノロジーを使うときは、下図の流れをイメージするとよいでしょう。読み書きなどに困難があり、子どもがやりたいことをできていないなら、スマホやタブレットの活用を検討してください。まずは大人が試してみて、効果を実感してから伝えるようにするとよいでしょう。

1 支援の必要性を理解する

家族や学校の先生が、子どもの困難に気づき、支援の必要性を理解する

2 子どもに「やりたいこと」を聞く

家族や学校の先生が、子どもの話を聞く。その子が「やりたいこと」を聞き、それをテクノロジー活用の目的にする

POINT

テクノロジーを使ってみる

22～39ページで各種のテクノロジーを紹介しています。無料で利用できるものも多いので、まずは実際に使ってみてください。使ってみると機能や効果が実感できて、子どもに伝えやすくなります。

3 子どもに使い方を伝える

家族や先生が子どもに、テクノロジーを読み書きなどに活用する方法を紹介する

- 読む（P22）
- 書く（P26）
- 計算する（P30）
- 考えをまとめる（P32）
- 聞く（P34）
- 話す（P36）
- 活動する（P38）

4 子どもの学習環境を整える

家族や先生が、社会資源を使って学習環境を整える。子どもといっしょに実践する

- 教材の入手（P24）
- 合理的配慮（P72）

5 本人が活用法を身につける

子ども本人がテクノロジーを日常的に利用し、自分に合った活用法を身につけていく

くわしくは第3章へ

6 学校などでも活用する

本人がテクノロジーの利用を人に説明し、学校などでも使う。必要なら診断や検査を受ける

くわしくは第4章・第5章へ

近藤武夫編著『学校でのICT利用による読み書き支援――合理的配慮のための具体的な実践』（金子書房）の図を参考に作成

どんな効果がある？

目の前の困難が解消し、将来の夢が広がる

やりたいことがもっと増える

読み書きや会話などが苦手な子は、そのために失敗したり注意されたりすることが多く、自信を失いがちです。そして、やりたいことを十分にできず、不全感を抱えて生きている場合があります。

そのような子は、テクノロジーの活用によって目の前の困難が解消すると、できることが増えて、やりたいことを実現できるようになります。すると、やりたいことがもっと増えて夢が広がり、さまざまな目標ができます。

苦手なことがあっても、それを障害だと感じることが減り、自分の力で夢や目標に向かっていけるようになるのです。

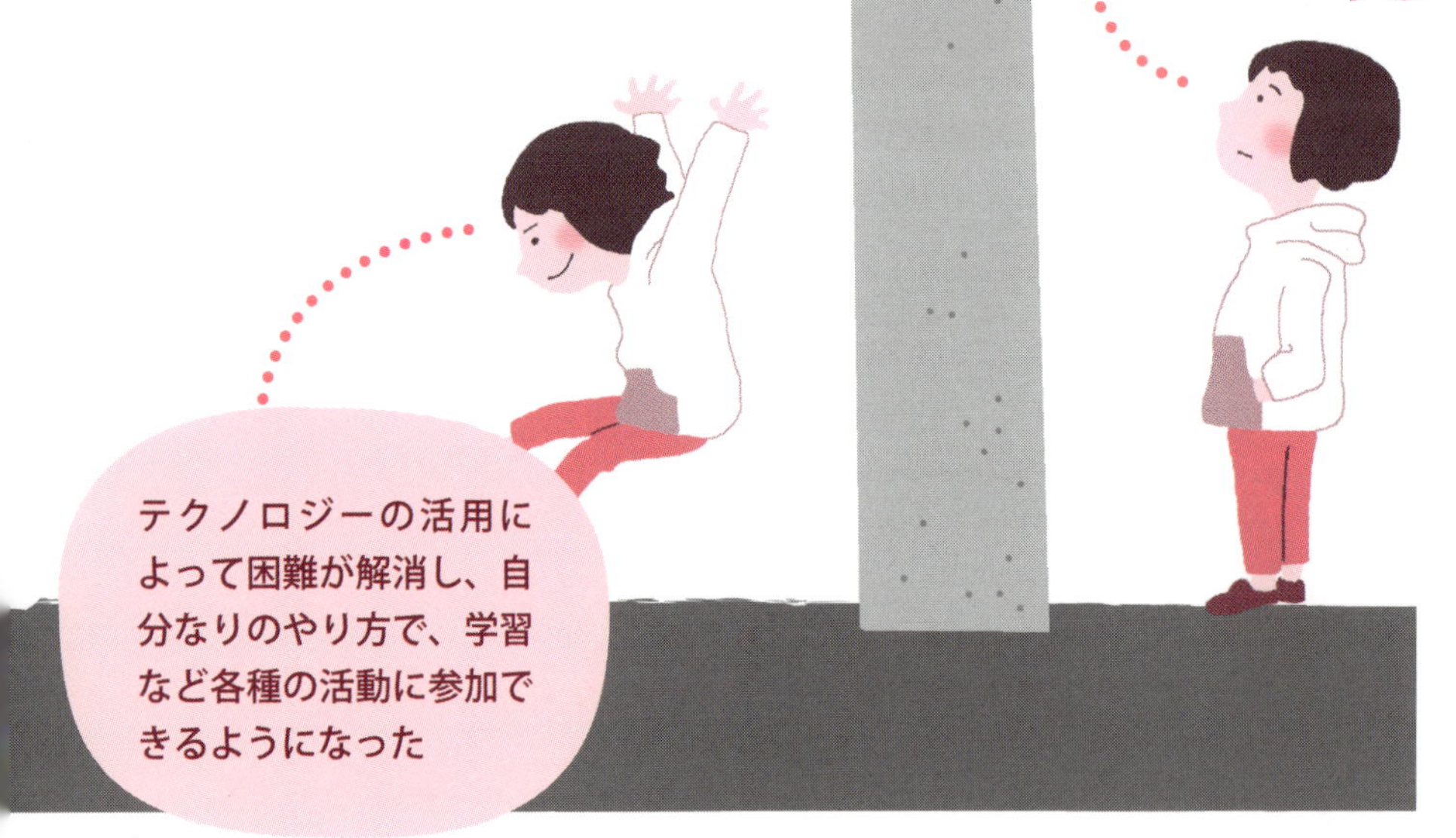

テクノロジーを使う前は読み書きや会話などの困難があり、ほかの子と同じように活動することができなかった
テクノロジーの活用によって困難が解消し、自分なりのやり方で、学習など各種の活動に参加できるようになった

できることが増える

テクノロジーを活用すると、読み書きなどの困難が解消して、自力でできることが増えます。学校での学習など、それまで十分に参加できていなかったことに、参加できるようにもなります。しかし、それがゴールというわけではありません。

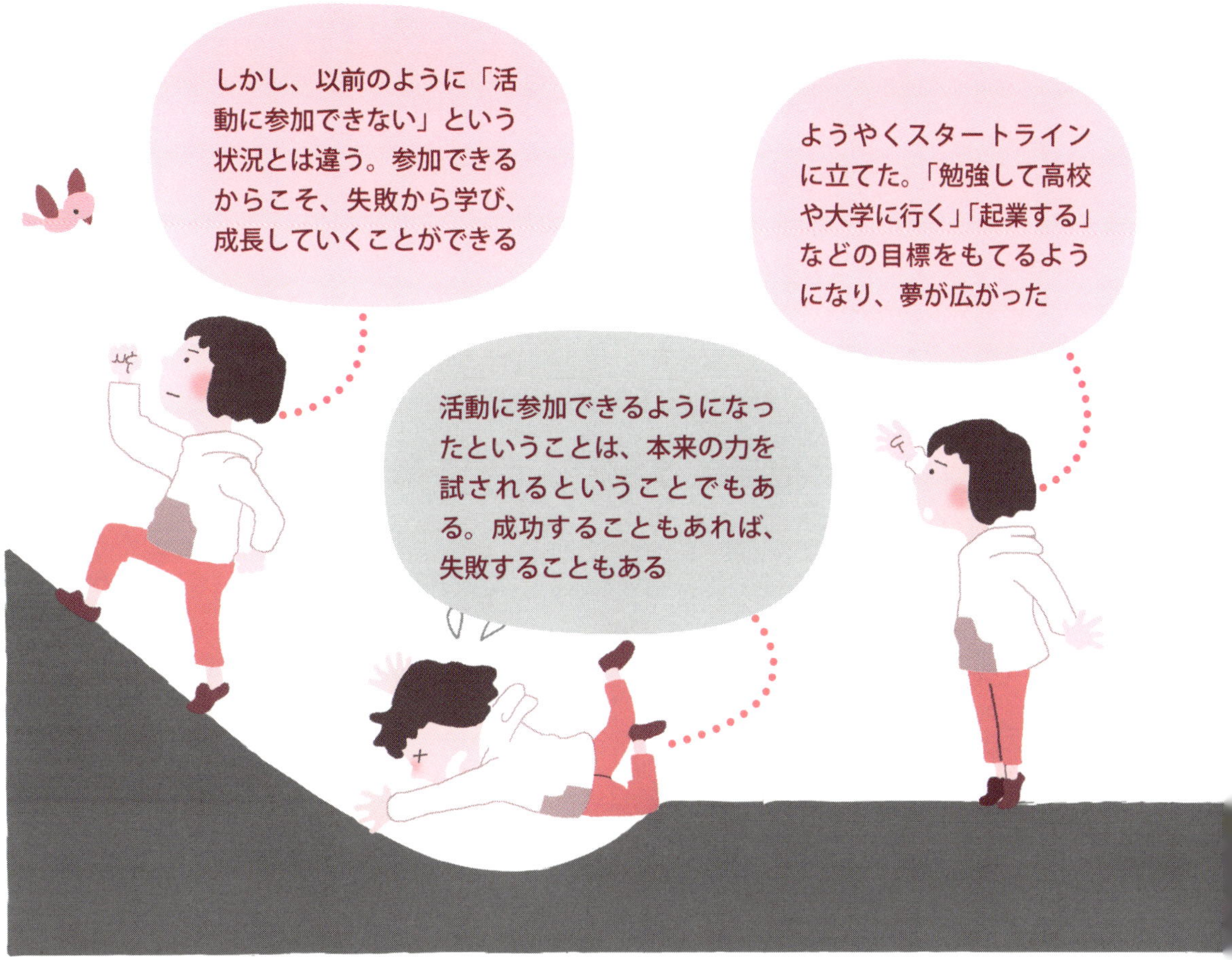
活動に参加できるようになったということは、本来の力を試されるということでもある。成功することもあれば、失敗することもある
しかし、以前のように「活動に参加できない」という状況とは違う。参加できるからこそ、失敗から学び、成長していくことができる
ようやくスタートラインに立てた。「勉強して高校や大学に行く」「起業する」などの目標をもてるようになり、夢が広がった

中邑先生からひとこと

さまざまな学び方があります

読み書きが苦手な子は、本を読むことや字を書くことにそもそも抵抗感があり、教科書からの学びに意欲を失っている場合があります。

そのような子どもたちには、読み書きにテクノロジーを使うだけではすぐに効果が上がらないこともあります。しかし、彼らも学ぶことの大切さは理解していて、悩んでいます。

日常の移動や買い物、掃除などの活動でも、子どもたちが学びの楽しさに気づき、リアリティのある知識を身につけることは可能です。

読み書きは、あくまでも学ぶためのひとつの手段であり、それがすべてではないことを意識して、子どもたちをサポートしていきましょう。

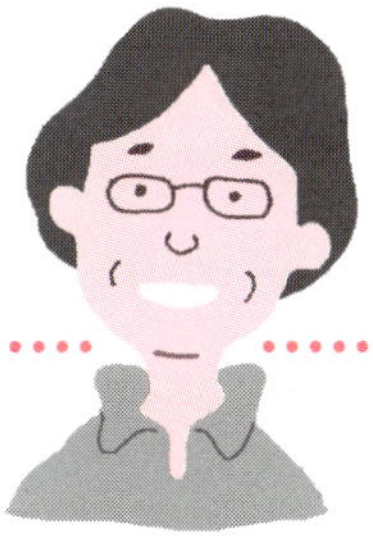

事例紹介

ツールを使って学習を積み重ね、起業したAさん

プロフィール

Aさんは、現在20代前半の男性です。特別支援学校に通っていた中学3年生のときに、読み書きの困難に気づき、テクノロジーの活用をはじめました。

1　Aさんは、ヘリコプターのパイロットになるという夢をもっています。そのためには高校進学が必要だと考えていましたが、読み書きに困難があり、進学に不安を感じていました。

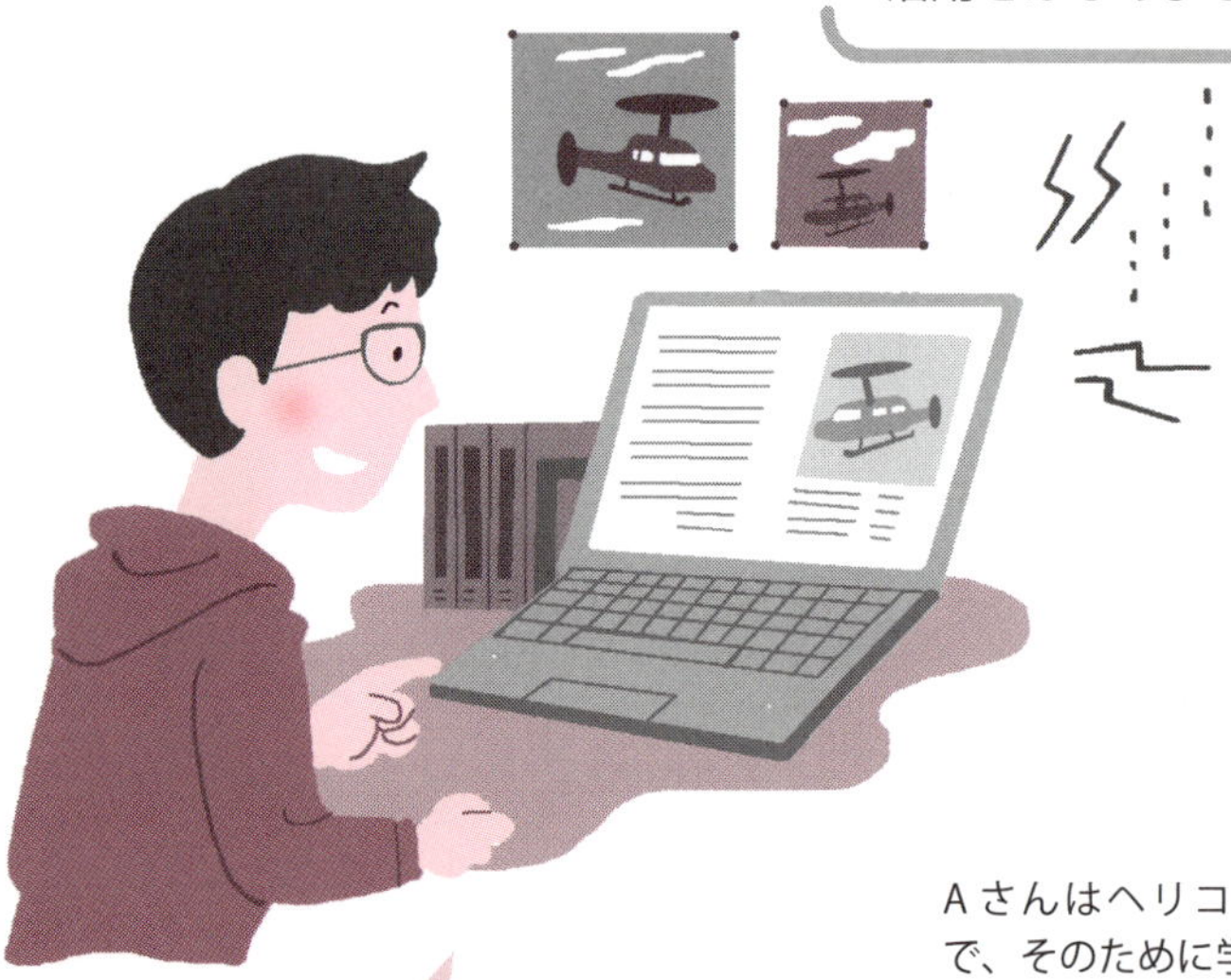

Aさんはヘリコプターが好きで、そのために学びたいと思っていた。ラジコンやドローンなどを操縦するのも好きだった

2　Aさんは学校の先生と話し合い、先生による代読や、パソコンの音声読み上げ機能も試しはじめました。すると成績が向上し、勉強への自信が生まれました。Aさんは支援の専門家にも助言を求め、読み書きを代替するツールを積極的に活用していきました。

POINT

夢を叶えたいという気持ち

Aさんのように「やりたいこと」がある人は、そのために学びたい、進学したいと考えています。大人は子どもの「苦手」や「困難」に目を向けがちですが、それだけではなく、子どもの気持ちを受け止めることも大切にしてください。

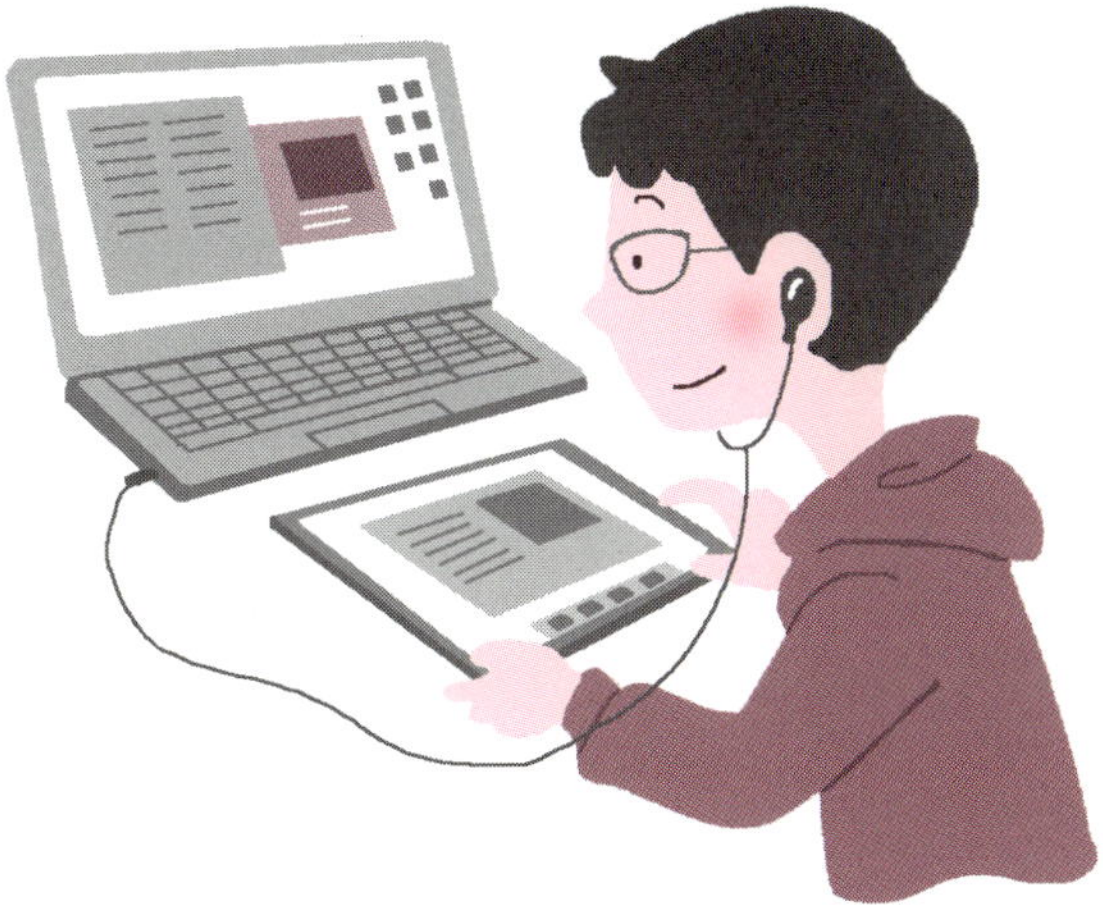

3

Aさんは志望校に、中学校でのツール活用などを伝え、入試で代読などの配慮を受けました。そして定時制高校に入学し、高校でも音声読み上げ機能や音声教材などを使って勉強しました。

家庭でもタブレットやパソコンなどを使って学習した。自分でツールをどんどん試し、学び方を身につけていった

4

勉強への自信を深めたAさんは、大学進学も考えましたが、その頃には学校の勉強以外にも多くのことを学び、また、ドローンの大会で活躍していくことで、やりたいことが増えていました。そして高校を卒業する年に、ドローンを使って起業することを決めました。

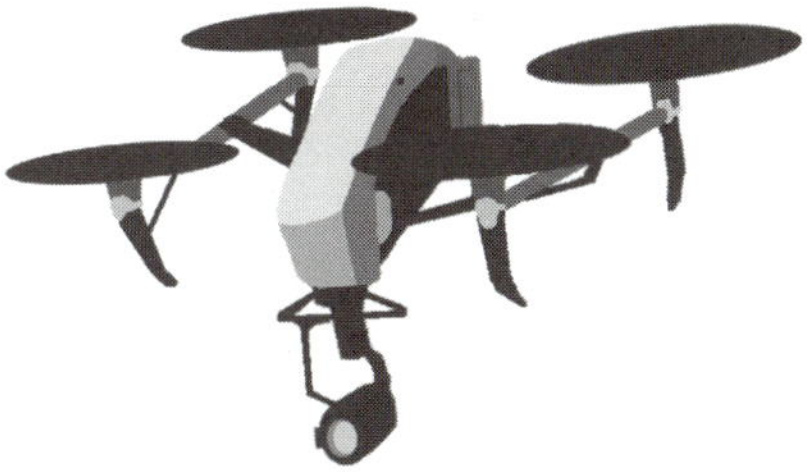

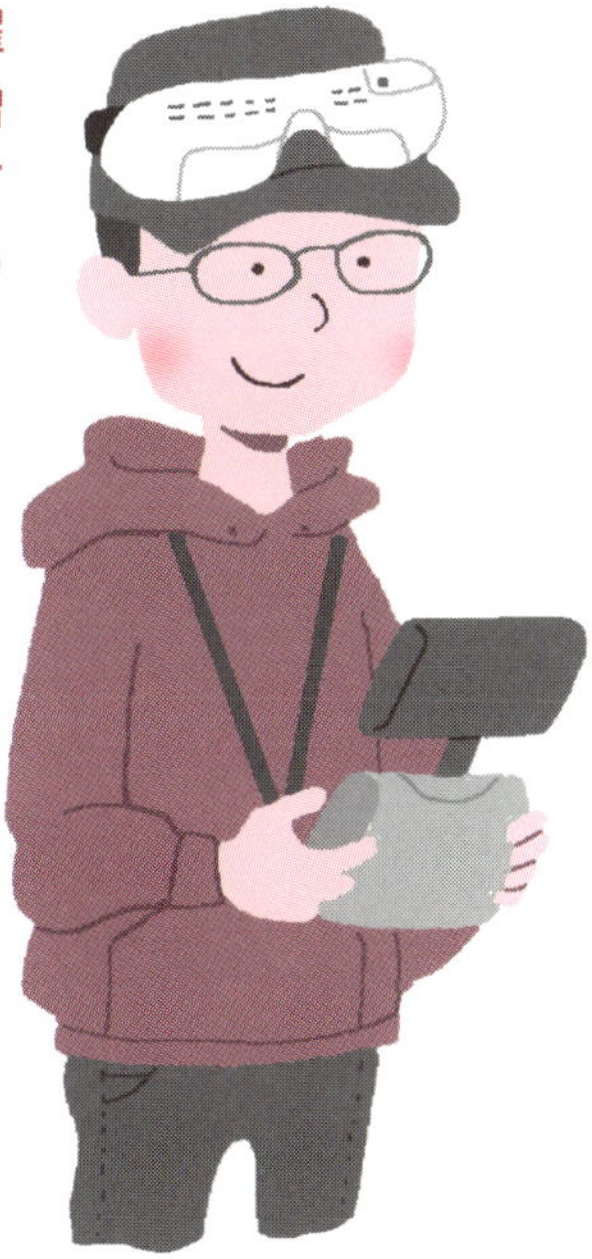

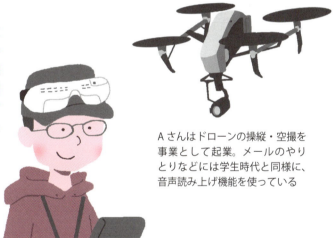

Aさんはドローンの操縦・空撮を事業として起業。メールのやりとりなどには学生時代と同様に、音声読み上げ機能を使っている

先生からひとこと

Aさんは、現在は起業家として活躍していますが、大学進学やヘリコプターのパイロットになることも、引き続き希望しています。彼をみていると、テクノロジーの活用によって夢や目標が広がるのだということを、あらためて感じます。

読む
ための活用法

音声読み上げを聞きながら読む

スマホやタブレット、パソコンには、音声読み上げ機能があります。
文字や文章の読みづらさがある人は、この機能を活用しましょう。

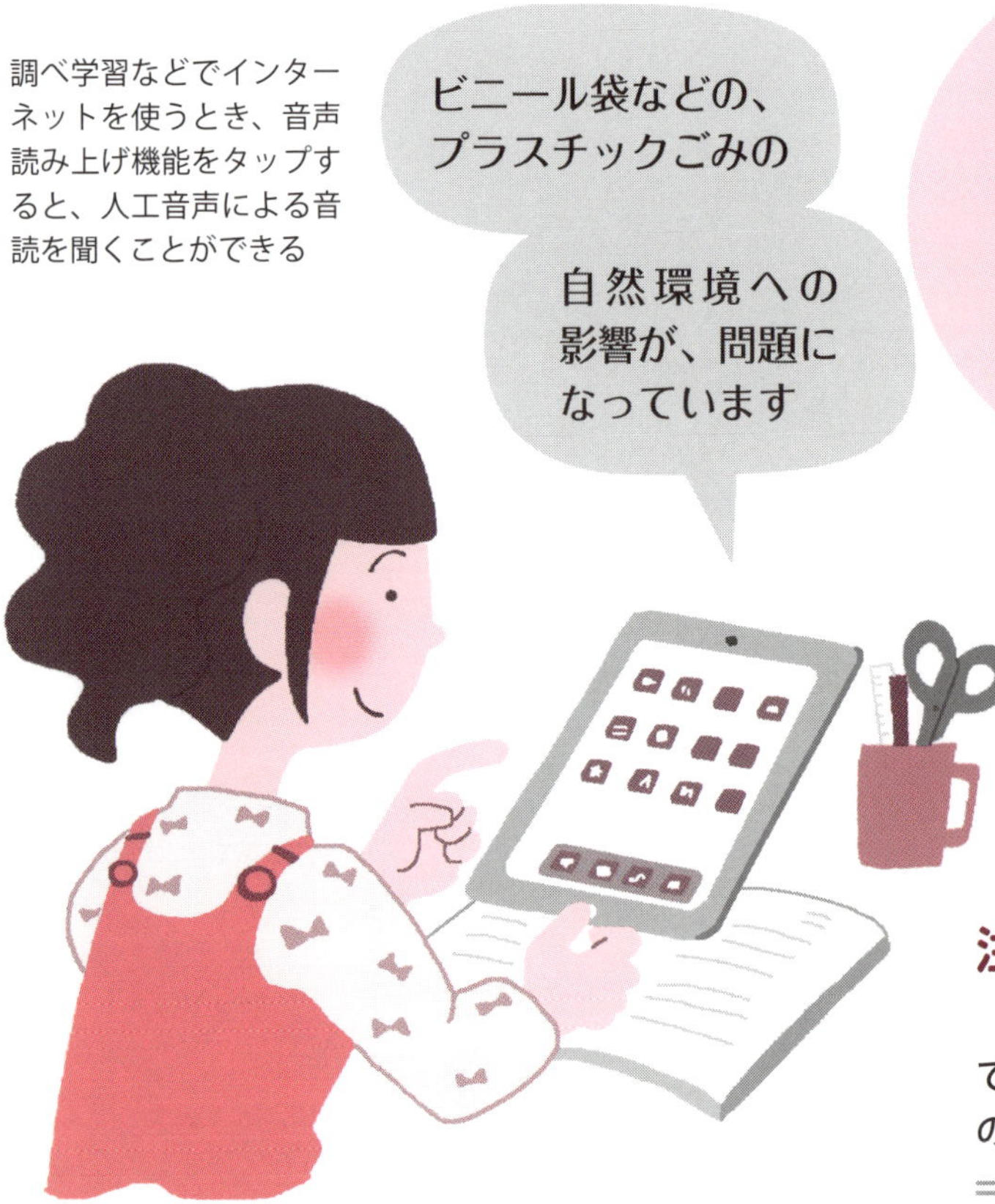
ビニール袋などの、プラスチックごみの
自然環境への影響が、問題になっています

調べ学習などでインターネットを使うとき、音声読み上げ機能をタップすると、人工音声による音読を聞くことができる

なにができる？

スマホやタブレットに表示される文章を、機器本体が音声で読み上げてくれる。文章を音声で理解できる

活用例……P58 調べ物、P61 読書感想文、P62 黙読・代読と比べる

どんな子に向く？

- 文字や文章を読むのが苦手
- 文章を読むのに時間がかかる
- 意味や読み方のわからない漢字が多い

注意点

音声読み上げ機能は録音された音声ではなく、機械による自動読み上げなので、読み間違いが多少ある。

※アプリ・ソフトのURLや設定方法などは、随時更新されるため、本書にはくわしく掲載していません。
アプリ名などで検索し、運営元の最新情報をご確認ください。

WordTalker。ハイライト表示の部分が読み上げられる

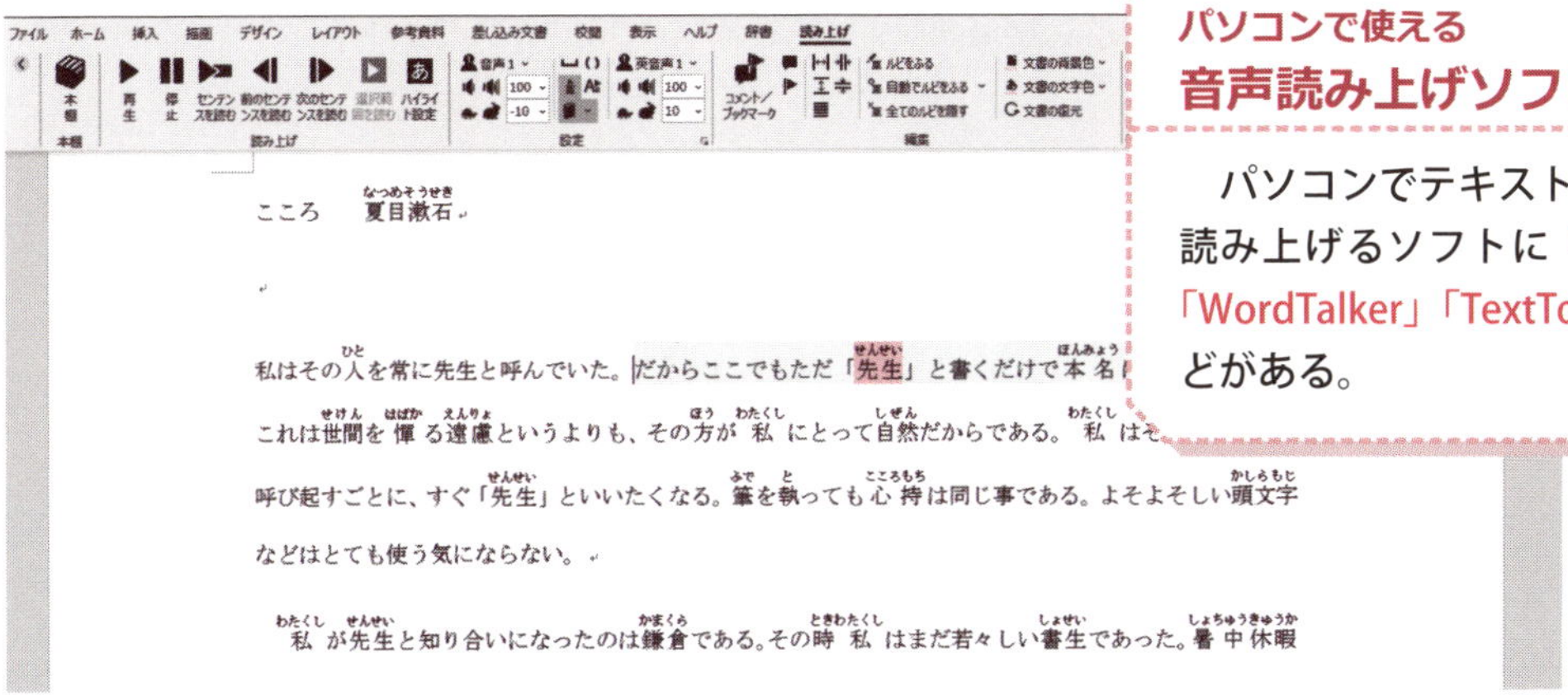

パソコンで使える 音声読み上げソフト

パソコンでテキストデータを読み上げるソフトに「和太鼓」「WordTalker」「TextToWav」などがある。

「和太鼓」は無料で、そのグレードアップ版ともいえる「WordTalker」は有料。ただし、AccessReading（25ページ参照）の利用者はAccessReading Editionを利用できる。詳細はAccessReadingのウェブサイトを参照。（https://accessreading.org/howtouse.html）

スマホ・タブレットの 音声読み上げ機能

スマホ・タブレットには基本的に、音声読み上げ機能が搭載されている。iOSでは「VoiceOver」「読み上げコンテンツ」、Androidでは「TalkBack」「TTS」が使える。

支援の鉄則 1

子どもといっしょに体験してみる

本書では多くの支援ツールを紹介していきますが、本書の解説や写真をみるだけでは、ツールの使い方やお役立ち度が、なかなか実感できないかもしれません。

ツールには「読み上げコンテンツ」のように無料で使えるものもあるので、子どもといっしょに試してみて、使い方や効果を体験しながら、読み進めていってください。

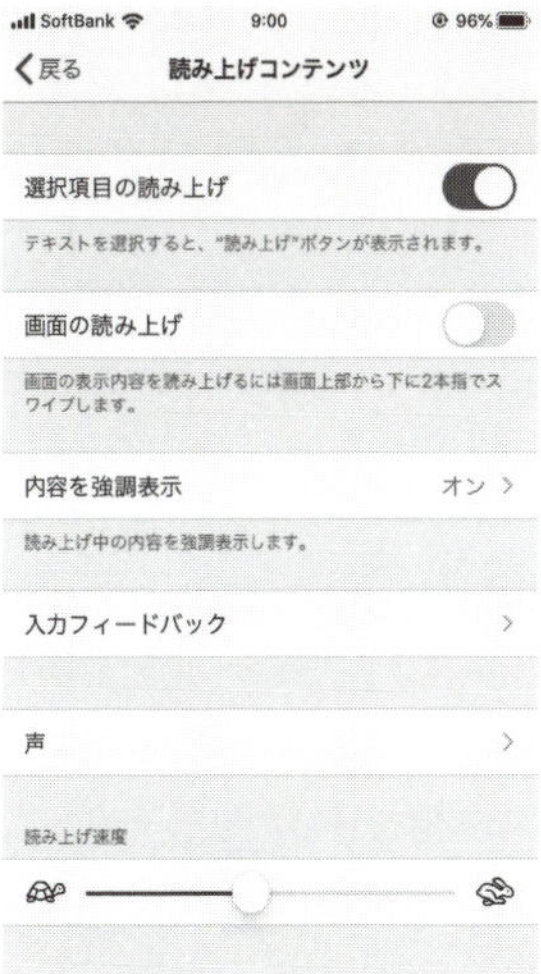
SoftBank
9:00
96%
戻る
読み上げコンテンツ
選択項目の読み上げ
テキストを選択すると、"読み上げ"ボタンが表示されます。
画面の読み上げ
画面の表示内容を読み上げるには画面上部から下に2本指でスワイプします。
内容を強調表示
オン
読み上げ中の内容を強調表示します。
入力フィードバック
声
読み上げ速度

iOSの読み上げコンテンツ。設定→アクセシビリティ→読み上げコンテンツでこの設定画面になり、音声読み上げ機能を利用できる

読む
ための
活用法

使いやすい音声教材を入手する

紙の教科書を使うのが苦手な人は、音声教材を入手しましょう。
読み上げや拡大などの機能があり、自分の使いやすい形で利用できます。

なにができる？

音声教材を手に入れることで、教科書の内容を音声で聞いて理解できるようになる

活用例……P61 音読の宿題

どんな子に向く？

- 文字や文章を読むのが苦手
- 紙の教科書では、文章や図などを理解しにくい

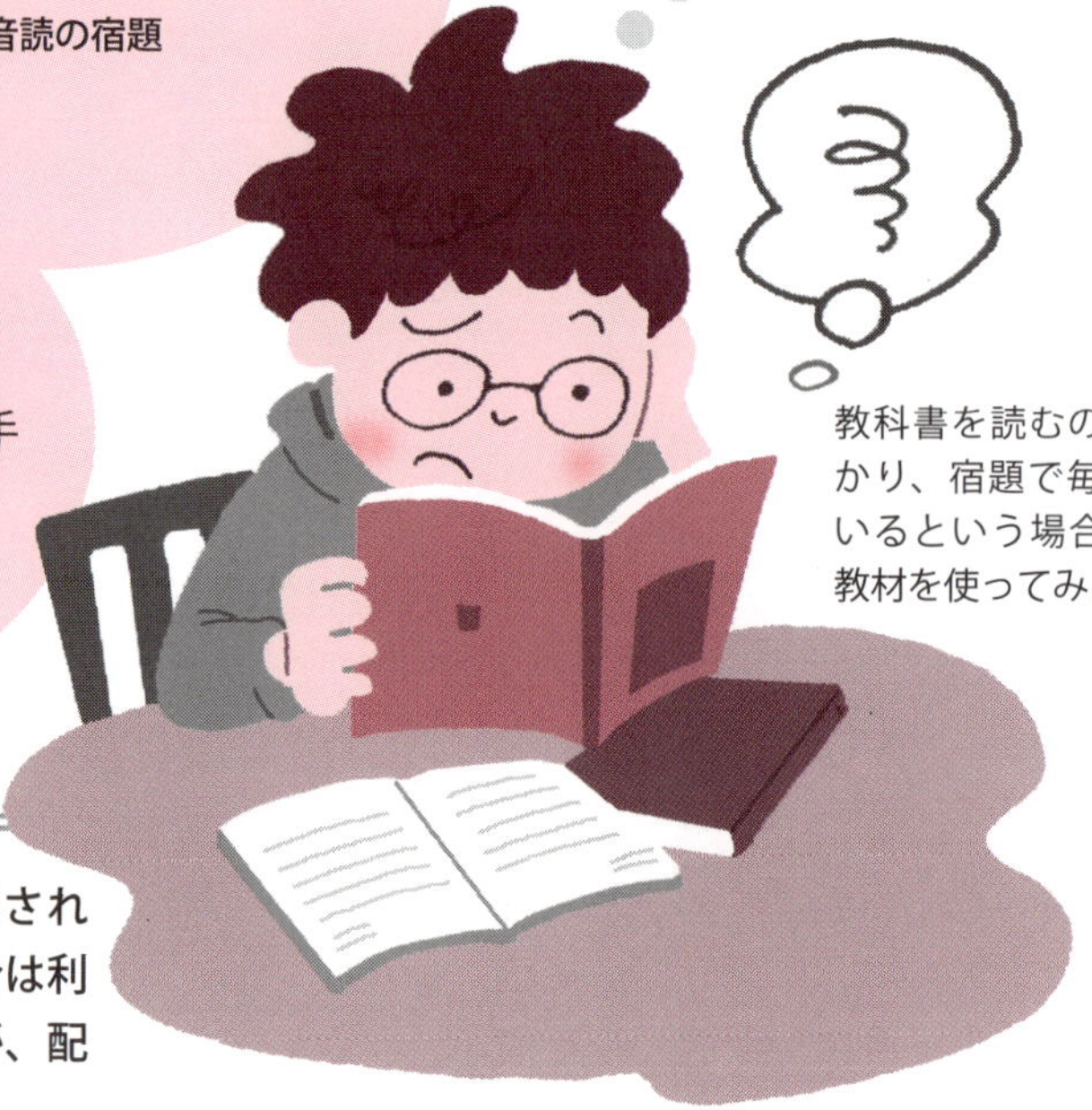

教科書を読むのに時間がかかり、宿題で毎日苦労しているという場合には、音声教材を使ってみよう

注意点

2019 年現在、音声教材が用意されていない教科書もある。その場合は利用申請すれば無償で製作されるが、配信まで時間がかかることがある。

教科書を音声で聞ける
音声教材

内容の音声読み上げや、文字サイズ・背景色といった見た目の変更など、さまざまな機能をもつ教材。利用する場合には読むことの困難な子や家族、先生などが申請をする必要がある。種類によって教科や対象学年が異なるので、先生や支援者と相談し、ニーズに合うものを選んで使う。種類ごとの特徴などは文部科学省ウェブサイト「音声教材」（http://www.mext.go.jp/a_menu/shotou/kyoukasho/1374019.htm）を参照。

● 音声教材の種類

「マルチメディアデイジー教科書」「AccessReading」「音声教材 BEAM」「ペンでタッチすると読める音声付教科書」「文字・画像付き音声教材」「UNLOCK」（2019 年現在）

AccessReading のウェブサイト（https://accessreading.org）。AccessReading では Word で使える DOCX 形式のデータと、スマホ・タブレットなどのアプリで使える EPUB 形式のデータを提供している

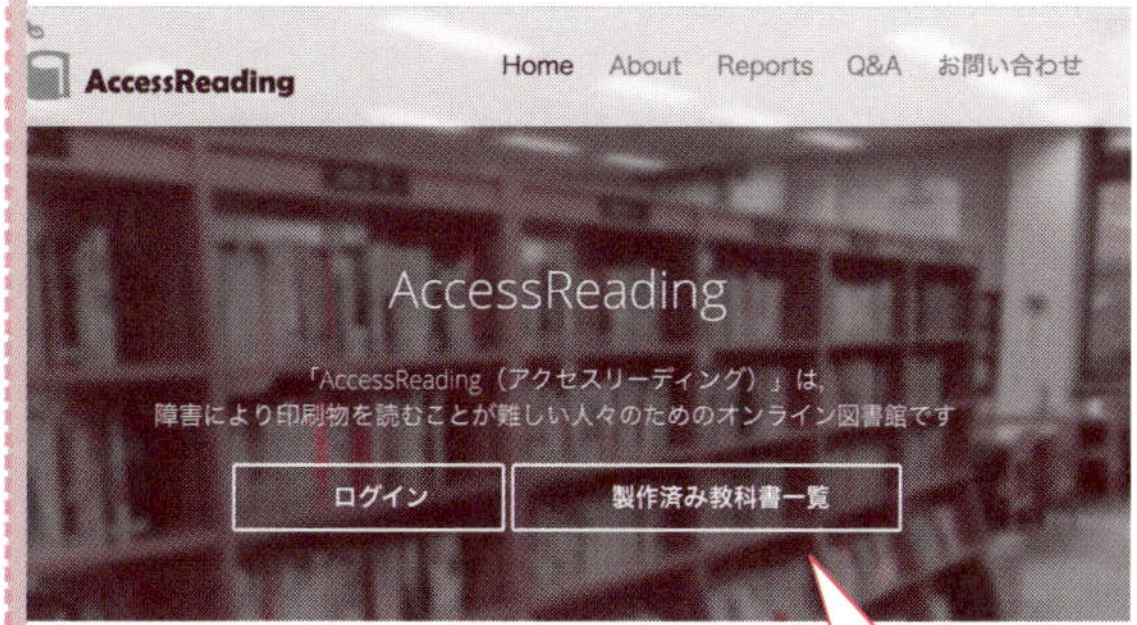

高校・大学では音声読み上げが必要に

中学校までの教科書では、録音音声による音声教材が手に入りやすいが、副教材や高校・大学の教科書、一般書籍では、音声読み上げ機能を使うことも多い。録音音声だけでなく、音声読み上げ機能の使い方に習熟していくことも大切。

印刷物も音声読み上げ
スキャナ・OCR

学校のプリントなど電子データのない教材は、スキャナで読みとり、OCR（光学式の文字認識機能）を使ってテキストデータ化すると、音声読み上げができる。スキャナ・OCR アプリに「Office Lens」「タッチ＆リード」などがある。

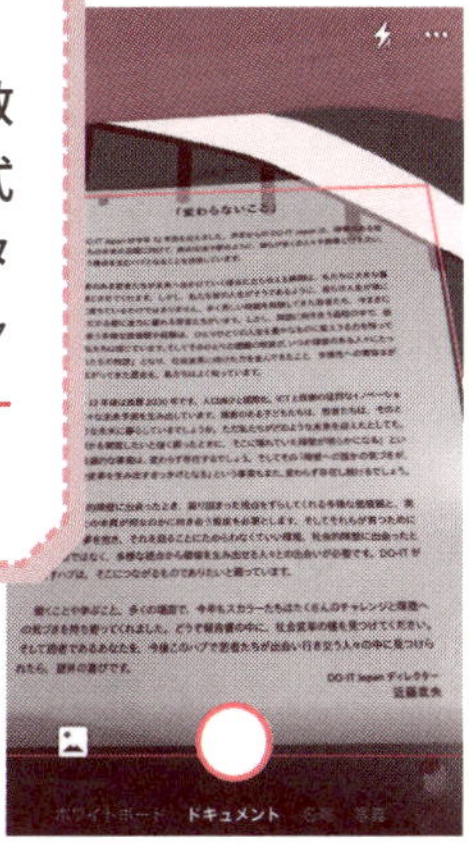

Office Lens の操作画面。プリントをスマホのカメラでスキャンする。傾きを補正する機能がある

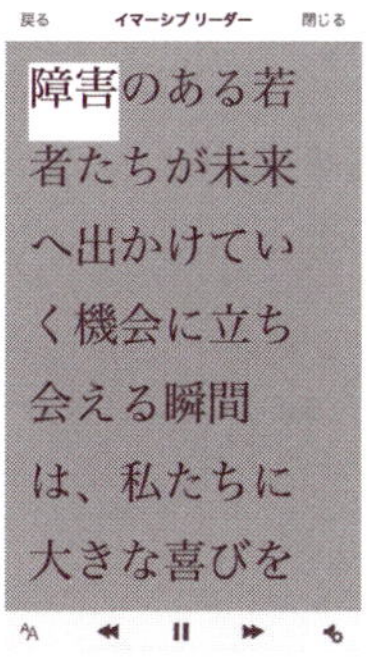

Office Lens でスキャンした画像を「イマーシブ リーダー」や「Word」のアプリで開くと、OCR でテキストデータ化される。音声読み上げや文字の大きさの変更などができる

※「タッチ＆リード」は 2019 年 11 月現在、販売停止中。アップデート完了後、再度販売される予定

書く
ための
活用法

ノートアプリやフリック入力を使って書く

スマホ・タブレットの入力機能やアプリをうまく活用すると、画面上に文字や文章、図を書いて、ノートのように使うことができます。

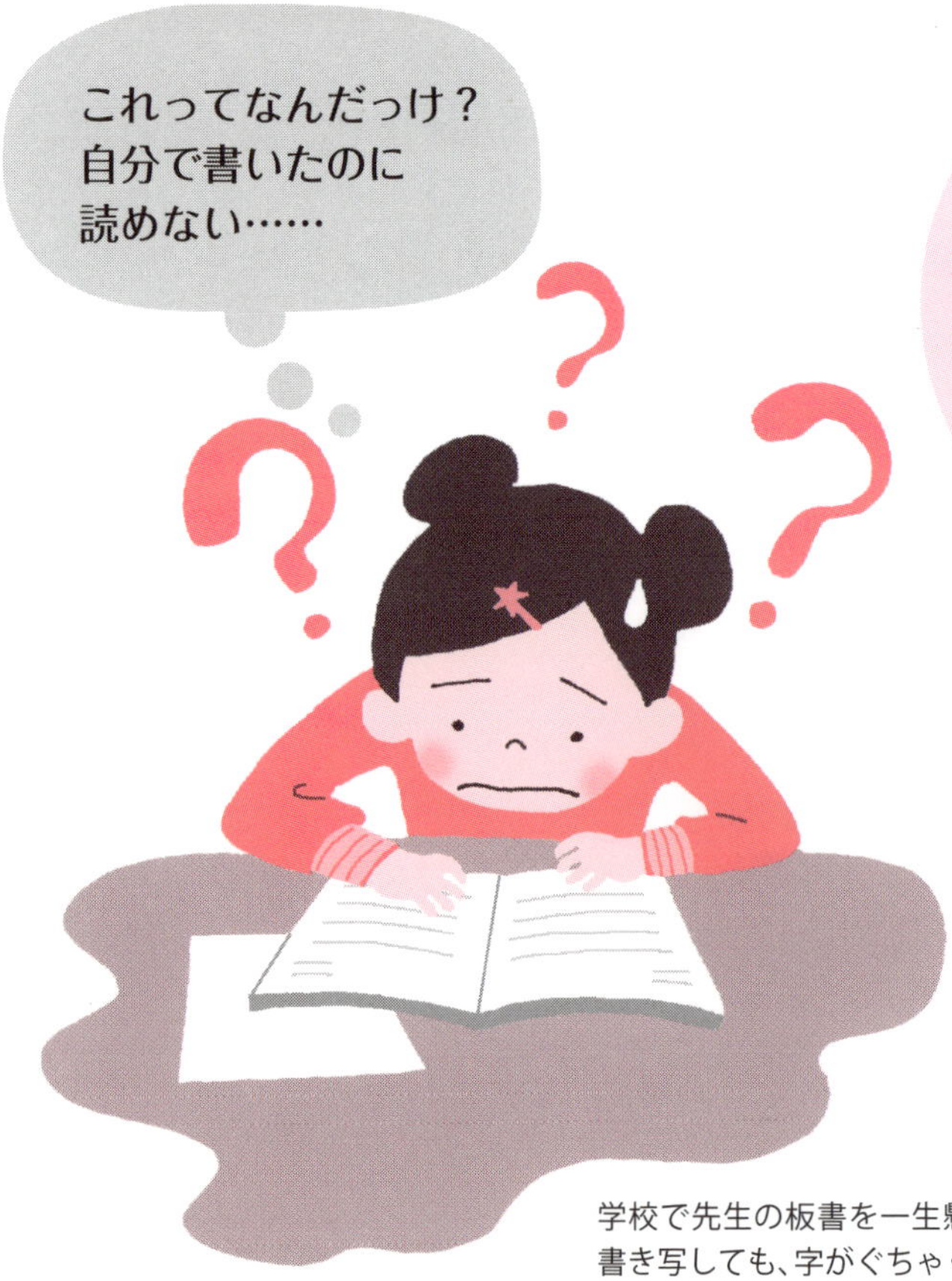
これってなんだっけ？
自分で書いたのに
読めない……

学校で先生の板書を一生懸命に書き写しても、字がぐちゃぐちゃで、あとで読み返すことができない。そういう子に向いている

なにができる？

スマホやタブレットをタッチして線を書いたり、テキスト入力機能を使ったりして、文字や文章を書くことができる

活用例……P61 漢字の学習、P61 日記を書く、P81 部活ノートでの活用

どんな子に向く？

- 文字や文章を書くのが苦手
- 紙に文字を書くと枠からはみ出てしまう
- 漢字を思い出すのに時間がかかる

注意点

変換機能は、漢字の書きとり課題では使えない場合もある。

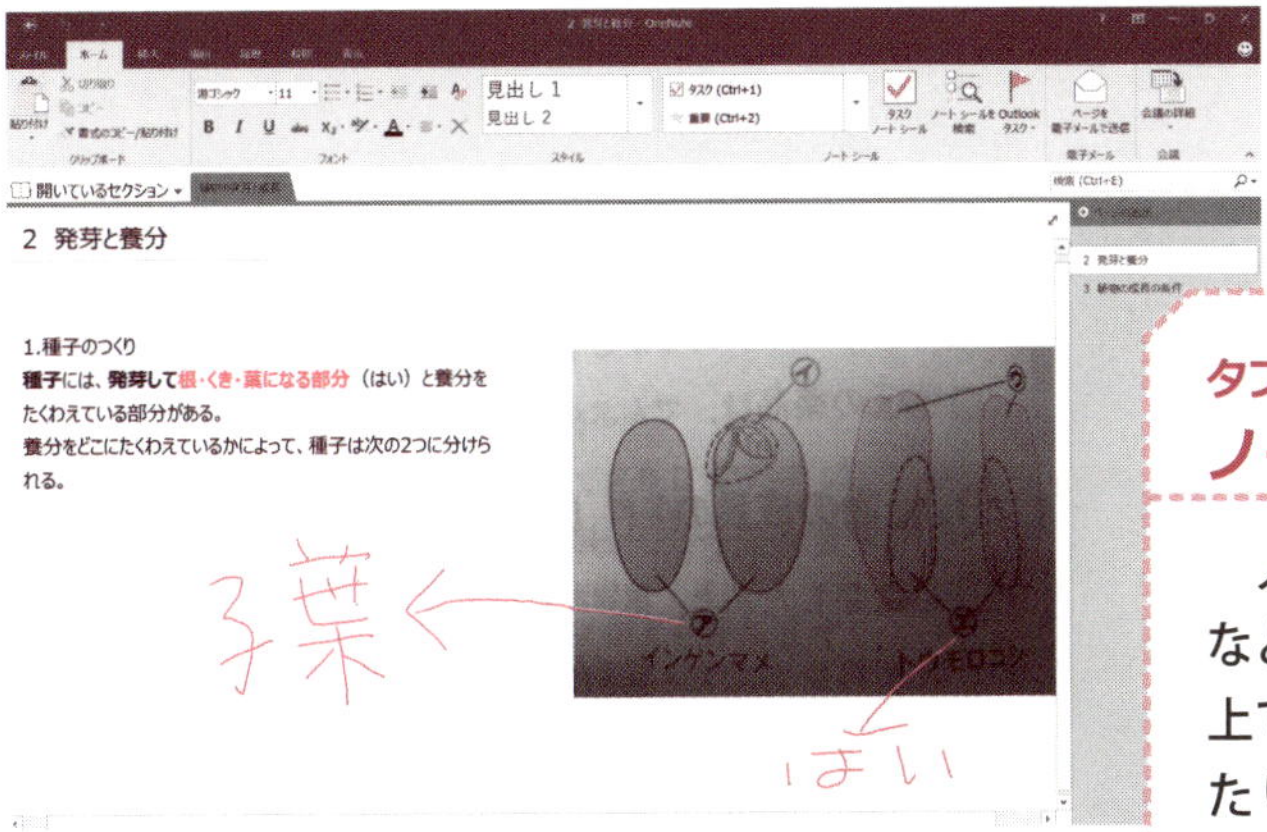

OneNote。キーボード入力と手書き入力を併用できる。板書を撮影し、メモを追記することも可能。録音データも保存できる。あとで検索できるところも役に立つ

タブレットをノート代わりに
ノートアプリ

ノートアプリ「OneNote」「GoodNotes」などを使えば、スマホ・タブレットの画面上で文字や線を入力したり、画像を添付したりできる。紙のノートの代わりに使える。指でうまく操作できない場合は、スタイラスペンを使うのもよい。

複数の方法から選べる
テキスト入力機能

スマホ・タブレットのフリック入力やキーボード入力、手書き入力、音声入力などの機能で文章を書く。ノート提出時に、印刷してノートに貼るという方法もある。板書にはキーボード入力、自宅での作文には音声入力など、場面ごとに機能を使い分けるのもよい。

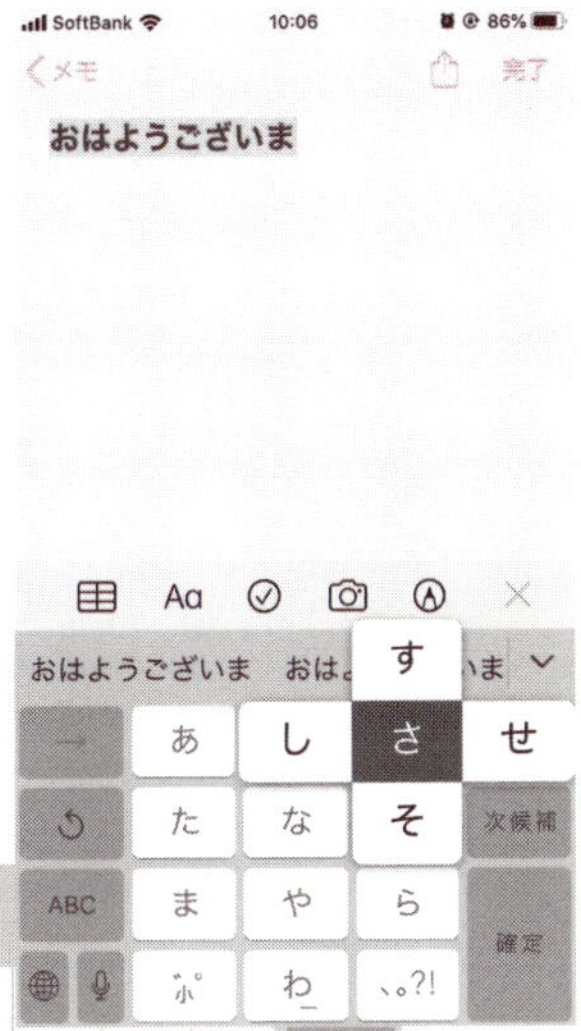

iPhoneのフリック入力。音声入力をしながら、誤認識された言葉をフリック入力で修正するなどの方法で、複数の機能を併用するのもよい

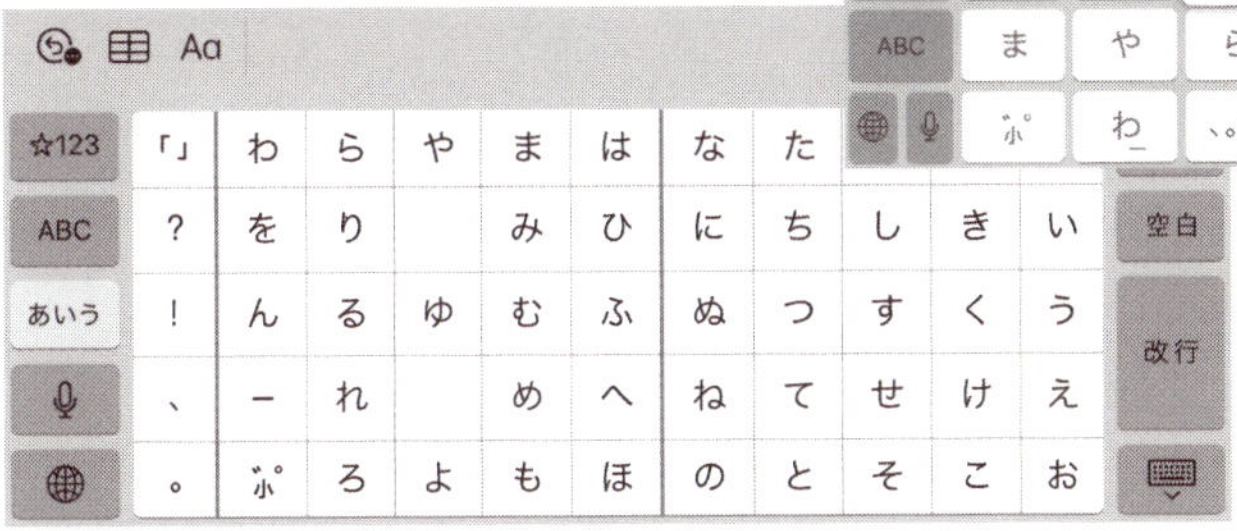

iPadの日本語キーボード。標準機能として搭載されている。設定→一般→キーボードで「日本語 - かな」を追加すると使用できる

書き方の確認に
漢字関連アプリ

漢字関連アプリで、漢字や言葉の読み方・書き方を確認するのもよい。「常用漢字筆順辞典」では筆順、「デイリーコンサイス国語辞典」（書籍は三省堂刊行）では用語の意味を、簡単に調べることができる。

書く ための活用法

書きとりを録音・撮影・音声入力で補う

文字を手早く書くことが難しければ、録音や撮影、音声入力など別の手段で情報を残すようにしてみましょう。書くことや記憶することを補えます。

なにができる？

人の話や学校の先生の板書を、紙に書きとる代わりに、電子データ化する。書くのが苦手な子でも、あとで内容を確認できるようになる

活用例……P60 メモの撮影、P63 作文

どんな子に向く？

- 板書を書きとるのに時間がかかる
- 話を聞いてメモをするのが苦手
- 文字や話をうまく覚えられない

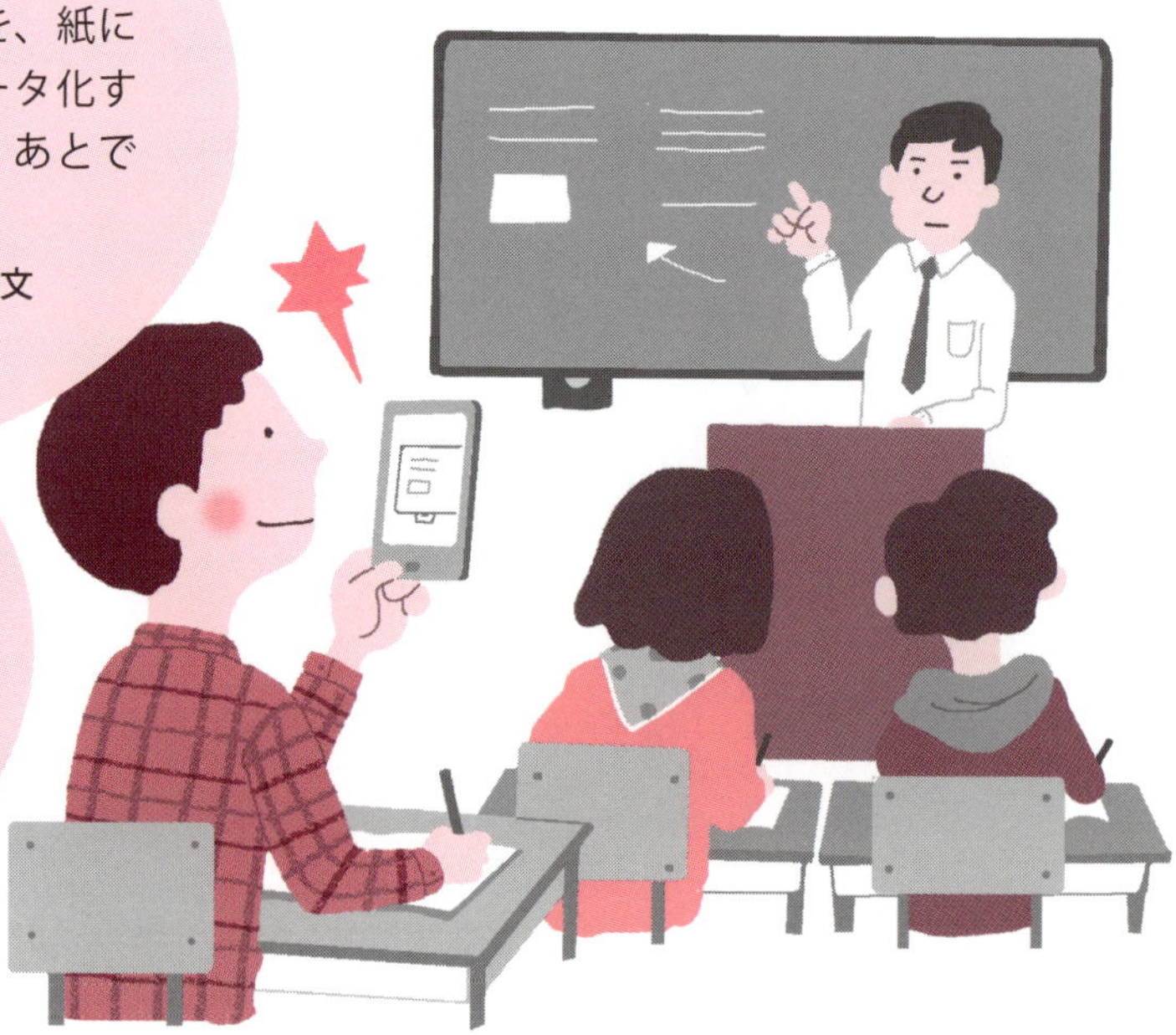

先生が板書したことをスマホのカメラで撮影。写真加工の機能でメモを加えることもできる。写真は教科ごとのフォルダに整理して、あとで見直せるようにする

注意点

学校で録音や撮影、音声入力をおこなう場合には、ツールの使用について、許可をとる必要がある。

書きとりが間に合わないときに
録音・撮影・音声入力

スマホやタブレットには標準機能として録音アプリやカメラアプリ、音声入力の機能がついている場合が多い。スマホの代わりにICレコーダやデジタルカメラを使う方法もある。人の話を録音したり、自分で録音・音声入力をしたり、板書を撮影したりして、情報をデータに残し、書きとりの難しさを補う。

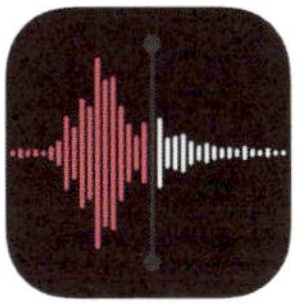

iOSの録音アプリ
「ボイスメモ」

iOSの撮影アプリ
「カメラ」

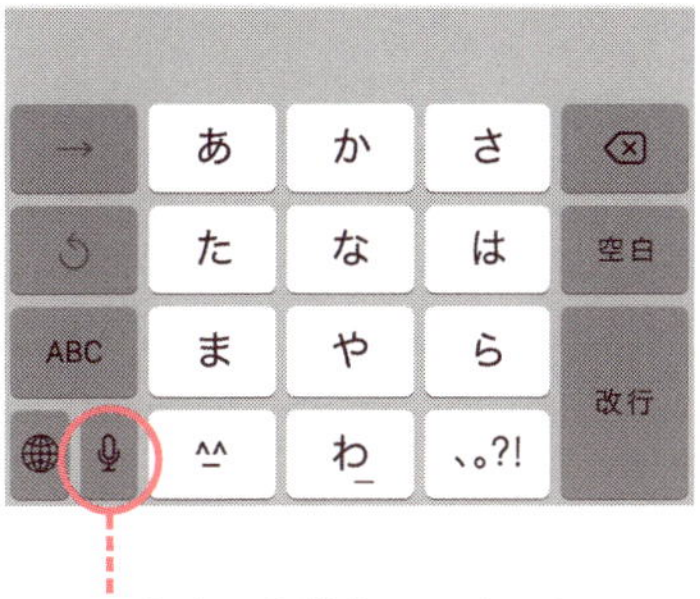

iOSの音声入力機能。テキスト入力画面でマイクのアイコンをタップすると利用できる

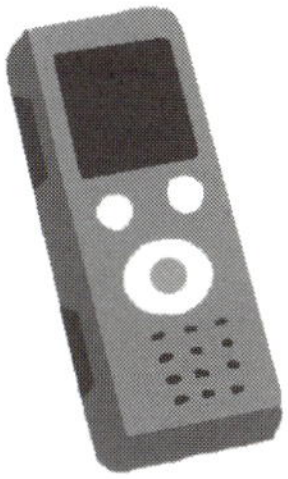

ICレコーダの録音機能を使うのもよい。授業だけでなく、朝礼や面談などの内容を録音し、聞き返すことにも使える

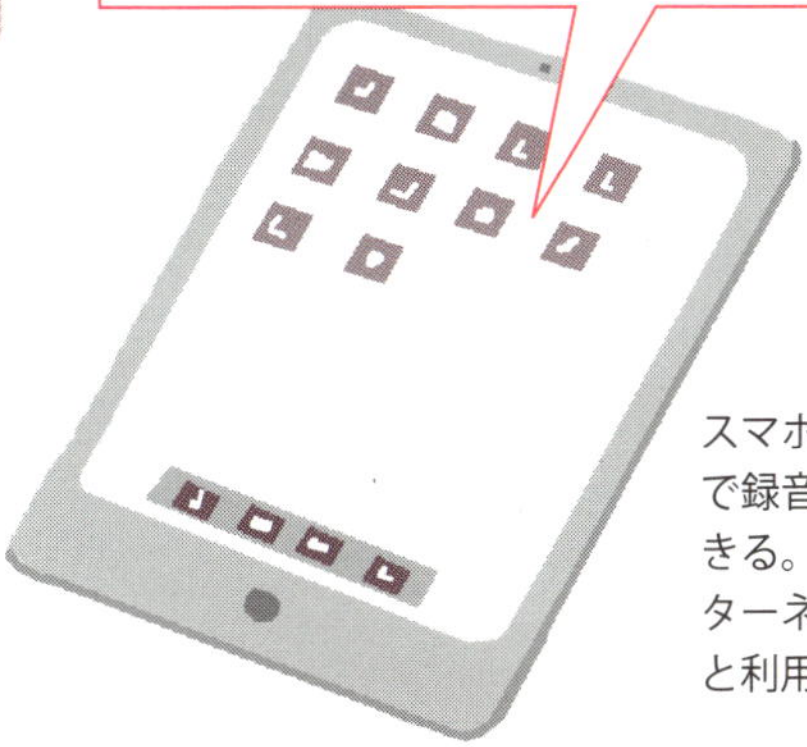

スマホやタブレットなら1台で録音・撮影・音声入力ができる。ただし音声入力はインターネットに接続していないと利用できない場合もある

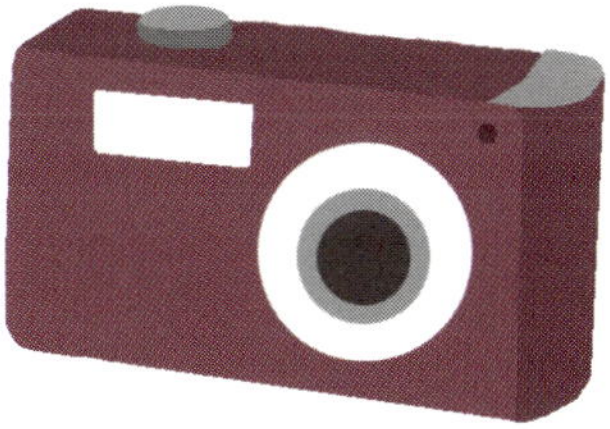

デジタルカメラでも授業中の板書や連絡事項などを撮影。写真をスマホやタブレットなどに移して加工するのもよい

スマホの代用品に

家庭に子ども用のスマホ・タブレットがない場合や、学校からスマホ・タブレットの使用を許可されていない場合には、ＩＣレコーダやデジカメの利用を検討しましょう。

それらのツールは「子どもに気軽に渡せる」「用途が限定されている」「インターネット接続が不要」という点から、学校でも利用しやすいものだといえます。

計算するための活用法

筆算など苦手な部分にアプリを使う

近年、算数や数学の学習をサポートするアプリが充実してきています。
数式を書くことや筆算が苦手な子は、アプリを活用してみましょう。

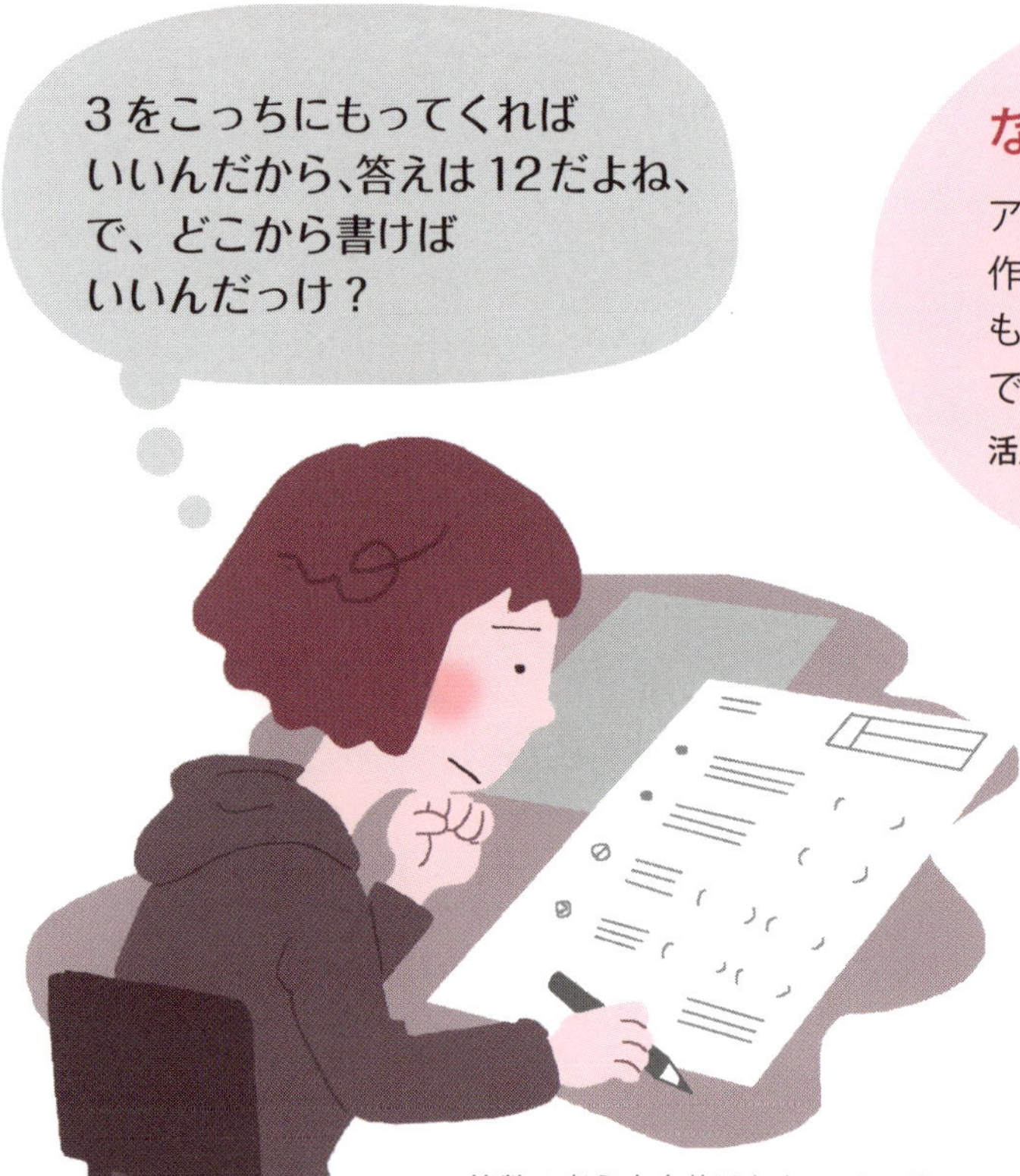
3をこっちにもってくれば
いいんだから、答えは12だよね、
で、どこから書けば
いいんだっけ？

算数の考え方自体はわかっているのに、書くことが苦手なために、テストで高得点がとれないという子がいる。アプリの活用で困難を解消できる可能性がある

なにができる？

アプリを使って計算や筆算、作図をする。書くのが苦手でも、複雑な計算にチャレンジできるようになる

活用例……P61 計算の宿題

どんな子に向く？

- 計算など、算数全般が苦手
- 書くのが苦手で、計算するのが遅い
- 計算はできるけど、筆算や作図が苦手

注意点

計算機能は、学校の授業やテストでは使えない場合が多い。筆算や作図の機能を使うためには一定のスキルが必要になる。

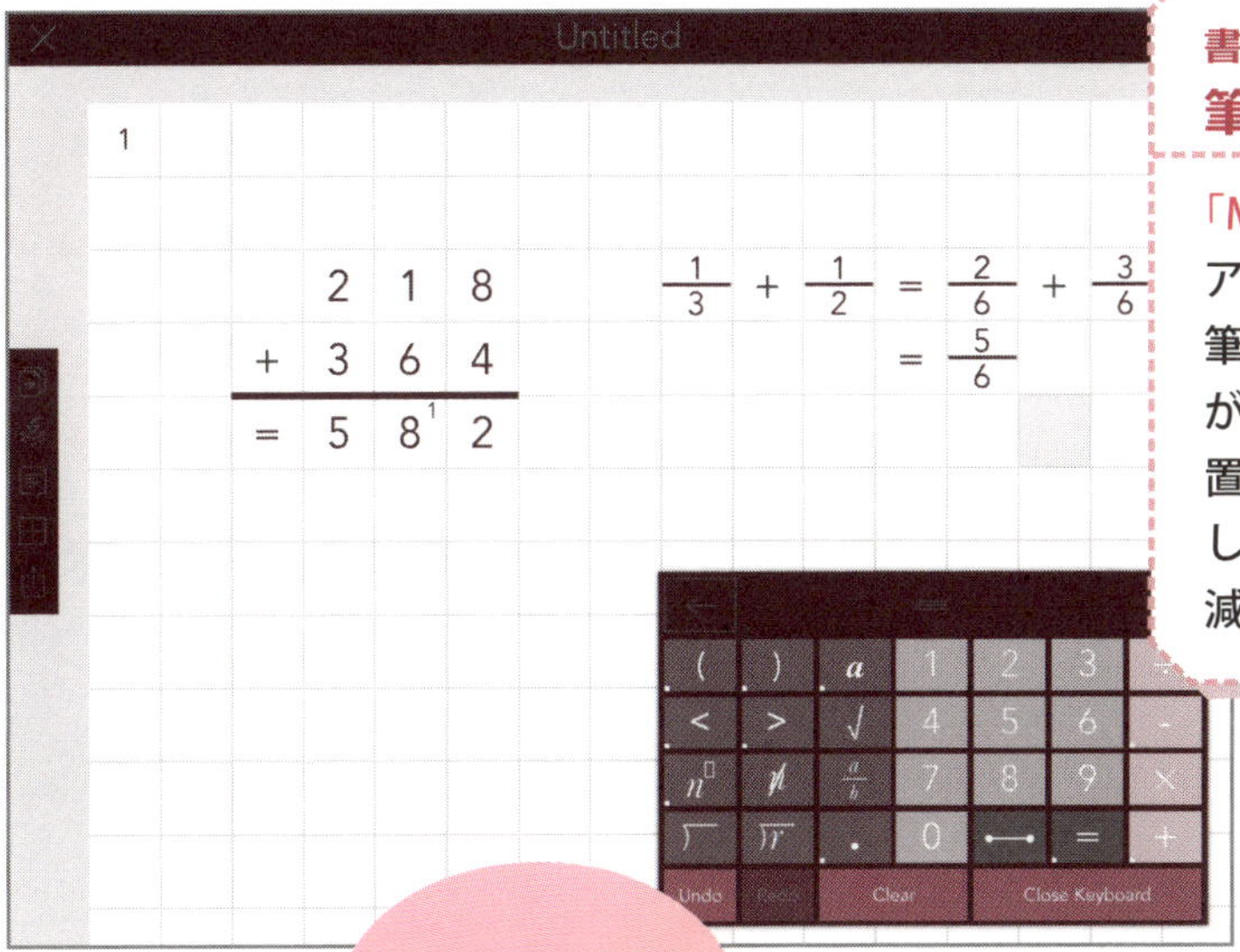
Untitled
218 + 364 = 582
1/3 + 1/2 = 2/6 + 3/6 = 5/6
Undo
Redo
Clear
Close Keyboard

書くのが苦手な子に

筆算支援アプリ

「ModMath」は iPad 用の筆算支援アプリ。数字や記号をタッチして、筆算を書くことができる。書くのが苦手で、筆算のときに数字の位置がずれたり、計算を間違えたりしやすい子どもにとって、ミスを減らすためのサポートになる。

ModMath の画面。繰り上がりや分数を書くこともできる。計算の結果は表示されないので、自分で計算して答えを入力していく

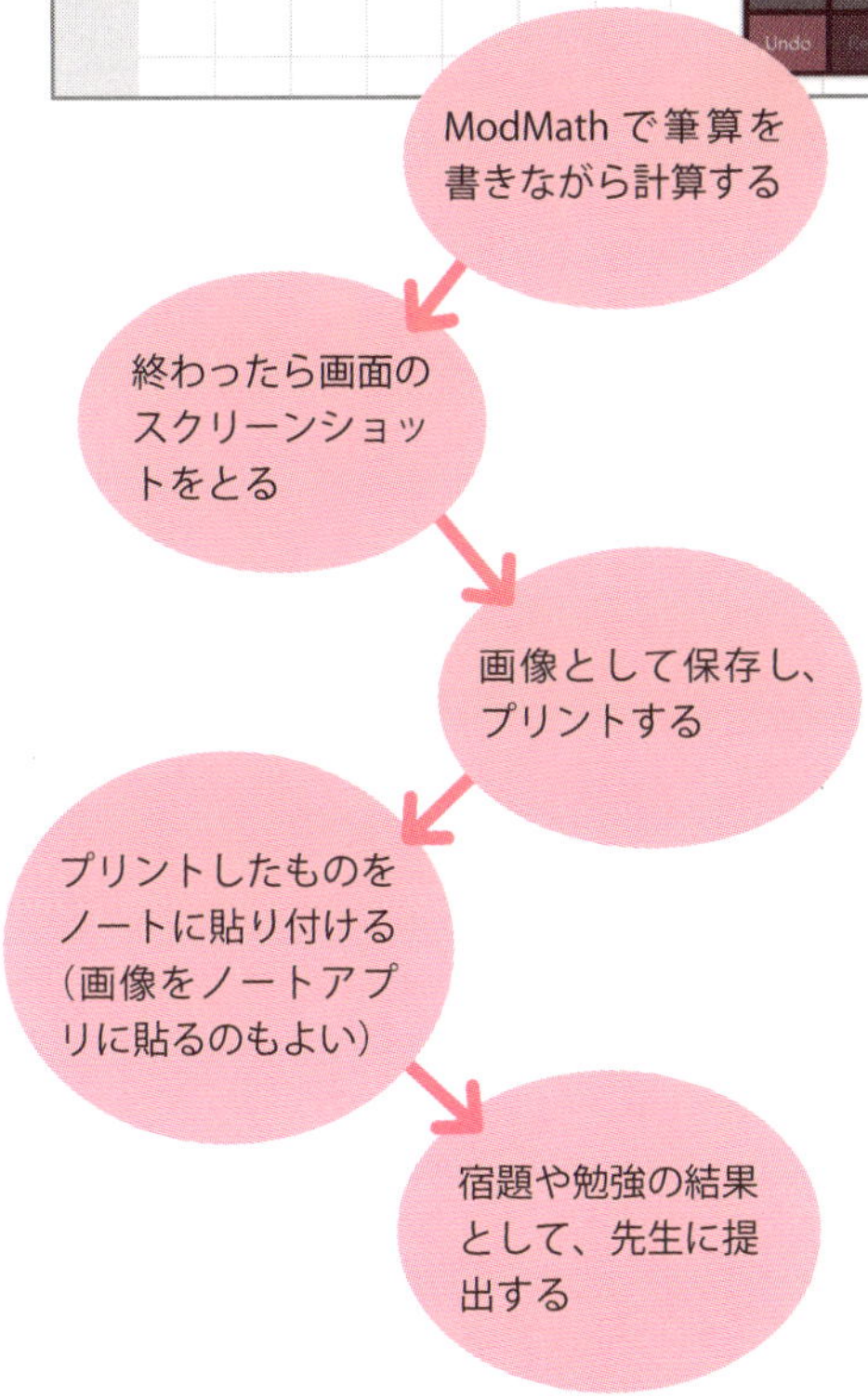
ModMath で筆算を書きながら計算する
終わったら画面のスクリーンショットをとる
画像として保存し、プリントする
プリントしたものをノートに貼り付ける（画像をノートアプリに貼るのもよい）
宿題や勉強の結果として、先生に提出する

計算が苦手な子に

計算機能

スマホやタブレットには基本的に、標準機能で計算機が収録されている。計算が苦手な子は、算数のテスト以外では計算機を使うのもよい。たとえば理科や家庭科などの実習で、計算機を使うと学びやすくなる子もいる。

学年が上がったら

作図アプリ

算数や数学で図をつくるとき、手書きするのが苦手な場合に活用できるアプリもある。「GeoGebra Classic」は、関数グラフなどを作図できるアプリ。操作方法は簡単ではないが、中高生以上で学校の先生の指導があれば、使える子もいる。

考えをまとめるための活用法

考えをマッピングアプリで整理する

会話や文章が要領を得ず、コミュニケーションがすれ違いやすい場合には、考えを整理するアプリを活用しましょう。

なにができる？

アプリを使って情報を整理し、図をつくる。その図をみながら考えをまとめて、話したり書いたりする。話や文章が論理的でわかりやすいものになる

活用例………P79 調べ学習

どんな子に向く？

- 話の要点をつかむのが難しい
- 会話がかみ合わないことが多い
- 作文をうまくまとめられない

注意点

低年齢の子には、考えを図解することが難しい場合がある。大人が子どもの話を聞きながら、図をつくっていくのもよい。

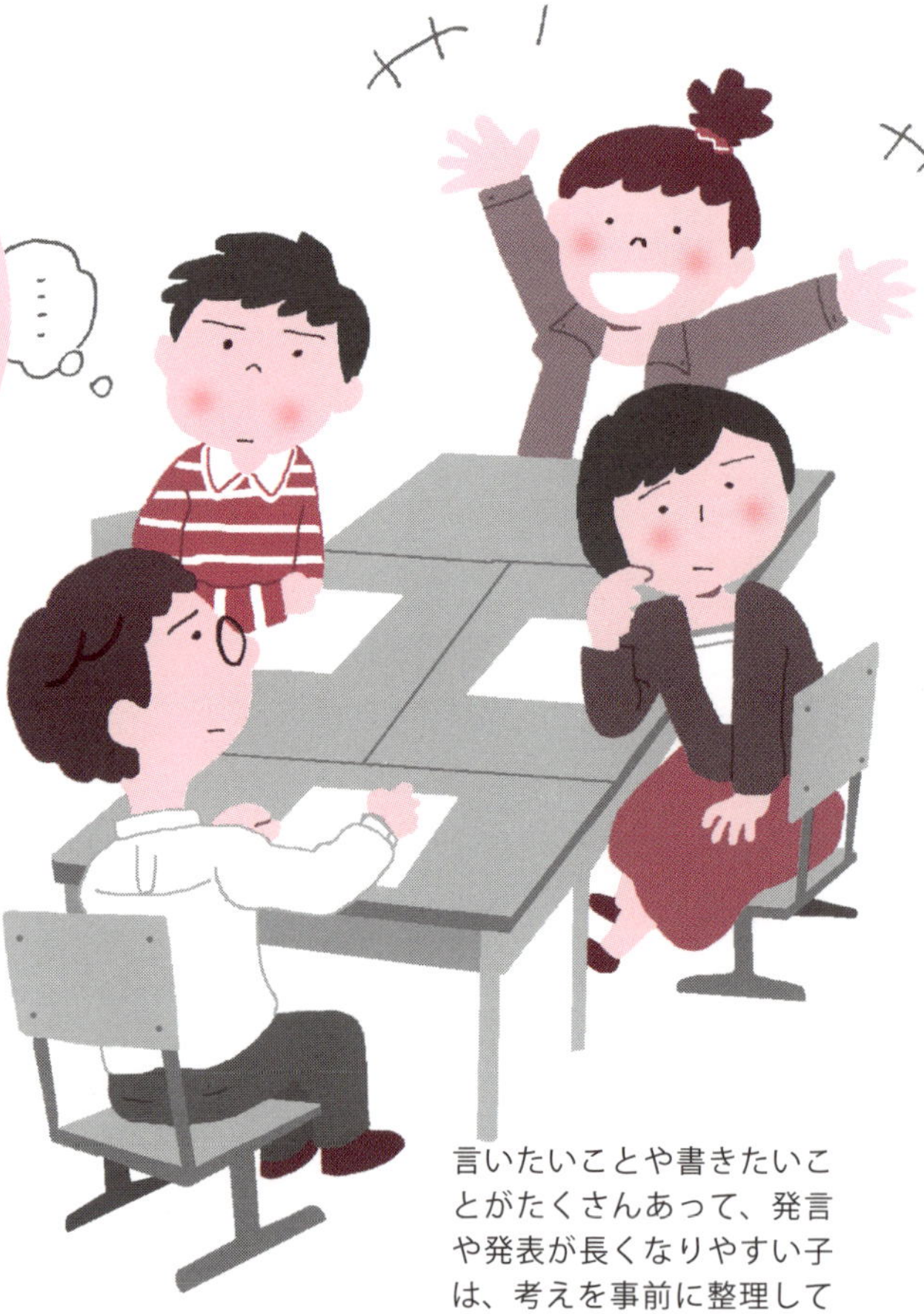

言いたいことや書きたいことがたくさんあって、発言や発表が長くなりやすい子は、考えを事前に整理しておくとよい

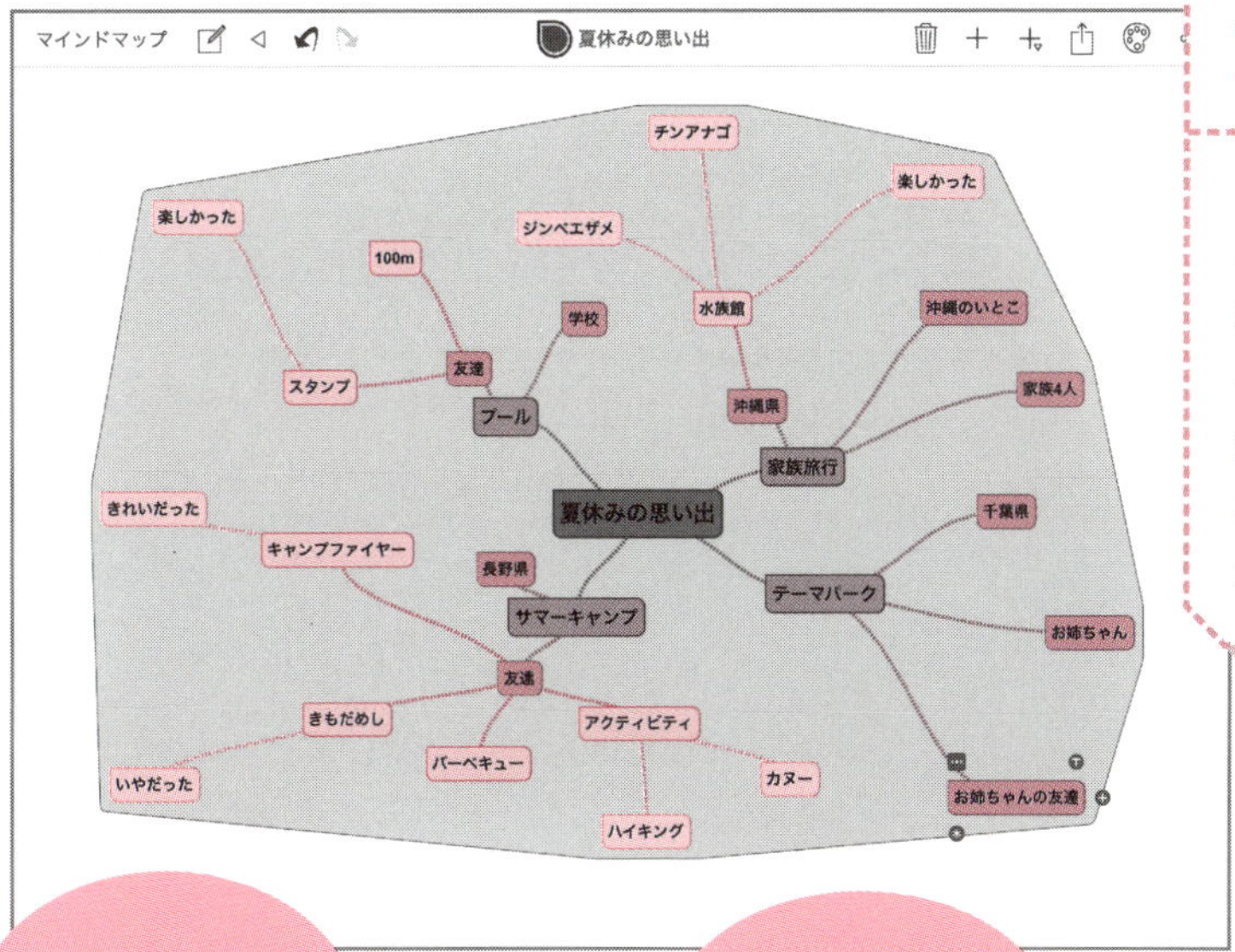
マインドマップ
夏休みの思い出
チンアナゴ
楽しかった
ジンベエザメ
楽しかった
100m
学校
水族館
沖縄のいとこ
友達
スタンプ
プール
沖縄県
家族4人
家族旅行
夏休みの思い出
きれいだった
キャンプファイヤー
千葉県
長野県
テーマパーク
サマーキャンプ
お姉ちゃん
友達
きもだめし
アクティビティ
バーベキュー
カヌー
いやだった
お姉ちゃんの友達
ハイキング

作文や発表の前に考えを整理
マッピングアプリ

考えを図にまとめて整理するアプリ。作文や発表、調べ学習などのときに、考えを書き出して関連があるものを線でむすび、整理していく。「SimpleMind」や「iThoughts」などのアプリがある。

「夏休みの思い出」をテーマにして作文をする前に、SimpleMind で考えを書き出し、整理したもの。図をみながら文章を書いていけば、書き忘れたり、悩んだりすることが減る

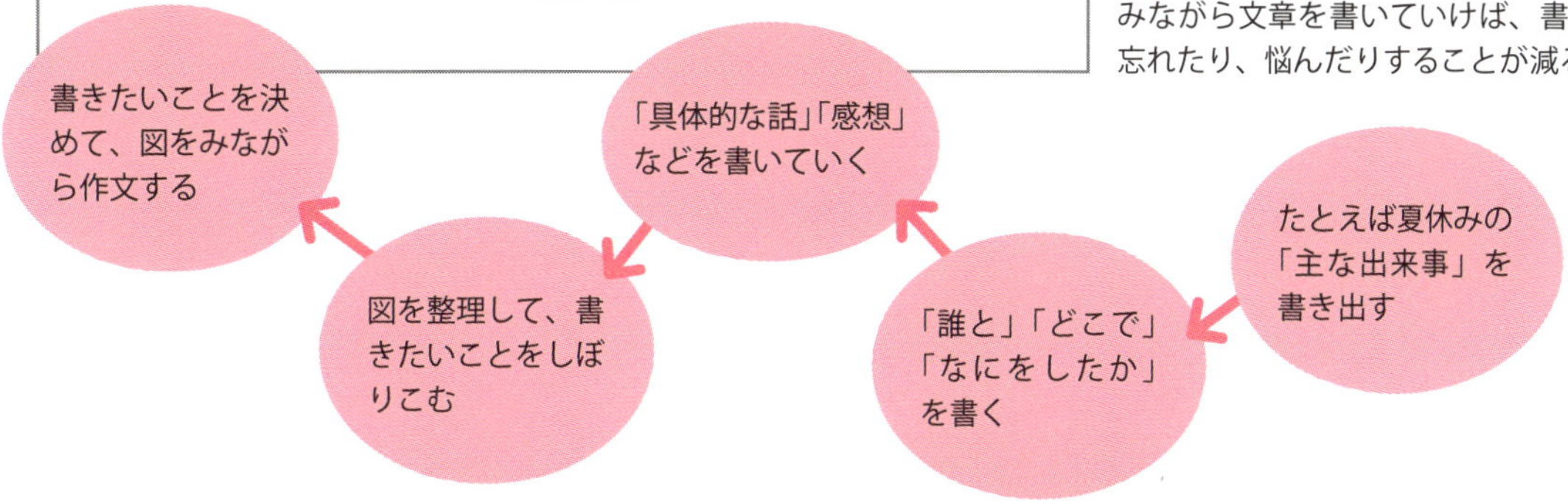
たとえば夏休みの「主な出来事」を書き出す
「誰と」「どこで」「なにをしたか」を書く
「具体的な話」「感想」などを書いていく
図を整理して、書きたいことをしぼりこむ
書きたいことを決めて、図をみながら作文する

教科書を読む前の予習にも使える

マッピングアプリを、教科書を読むときの予習・復習に活用することもできます。

教科書の内容を、家族や学校の先生がマッピングアプリで図にします。図は登場人物や用語、話の流れなどをざっと整理した、簡単なものでかまいません。

その図を子どもにみせて、教科書の内容を説明します。そうすると、子どもが話の順序や要点をつかみやすくなり、内容への理解度が向上します。

長文を読むのが苦手な子、読んだ内容を整理するのが苦手な子に向いている活用法です。

ノートとしても使える

将来的には、子ども本人が教科書の内容などをマッピングアプリで整理し、ノートをつくれるようにしていくのもよいでしょう。家族や先生がサポートをすれば、それも十分に可能です。

聞く
ための
活用法

ノイズ低減機器や補聴援助システムなどを利用する

話し言葉を聞きとって理解するのが苦手な子には、話し声が聞きやすくなるツールや、話し声を文字で表示するツールが役立ちます。

なにができる？

各種機器を使って、先生の話など重要な音を聞こえやすく、そして、雑音や物音を聞こえにくくする。聞きやすい環境を整える

活用例………P95 ヘッドホンの使用

どんな子に向く？

- 聴覚など感覚面のかたよりが強い
- 話し言葉だけでは話を理解しにくい
- 気が散りやすく、人の話になかなか集中できない

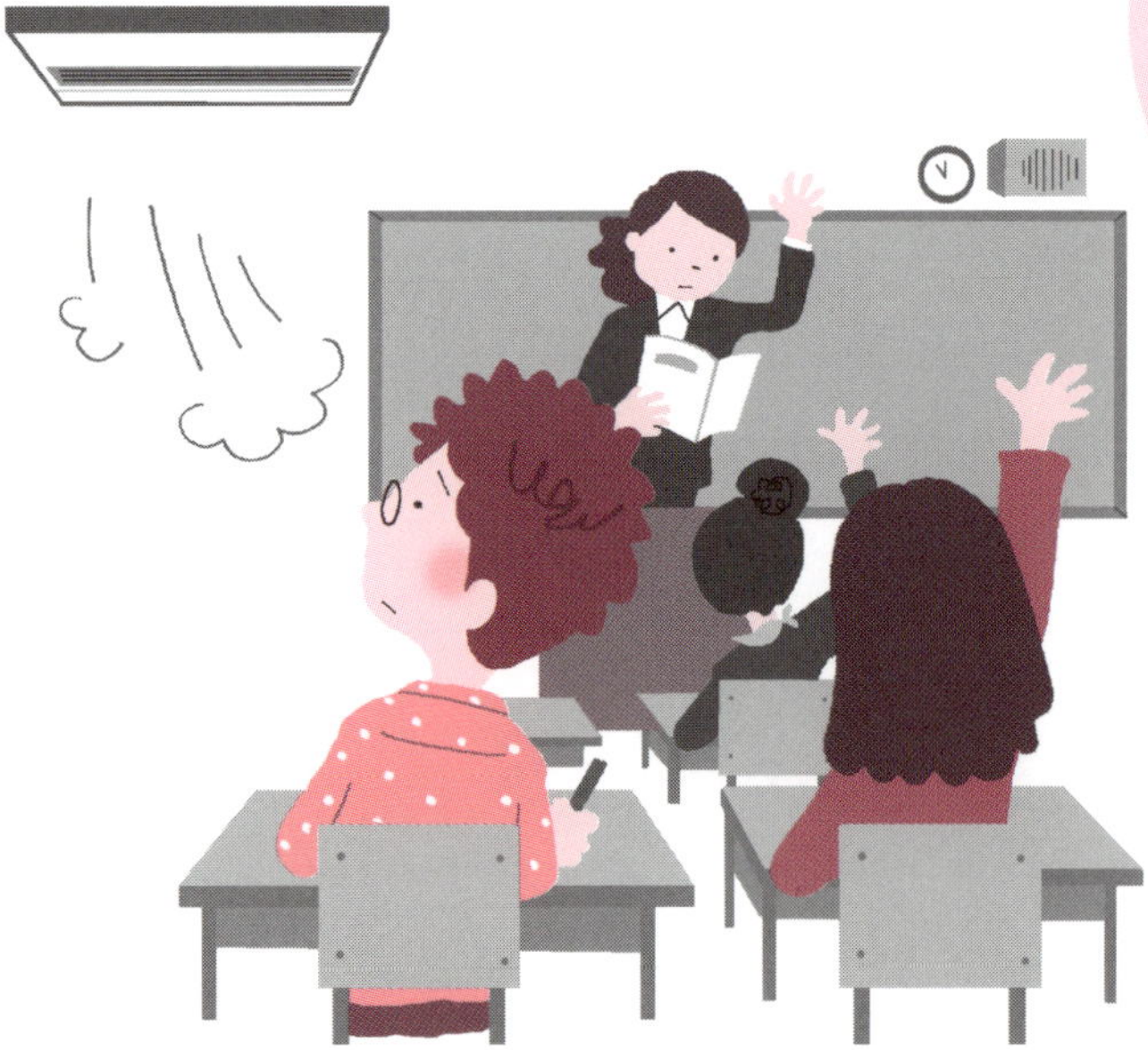

空調の音に気をとられてしまい、先生の話を聞き逃す。どのページを開けばよいか、わからなくなる。そういう困難は、ツールで解消できる可能性がある

注意点

触覚や圧覚などの過敏性がある子の場合、機器が体に合わない場合がある。事前に試してから購入するとよい。

雑音や物音が気にならなくなる
ノイズ低減機器

ノイズ（雑音）を低減させるヘッドホンやイヤホンがある。一定の周波数の音を除去する機能がある。主な目的は、雑音の多い環境でも音楽などをクリアに聴くことだが、聴覚過敏などの対策にも活用できる。

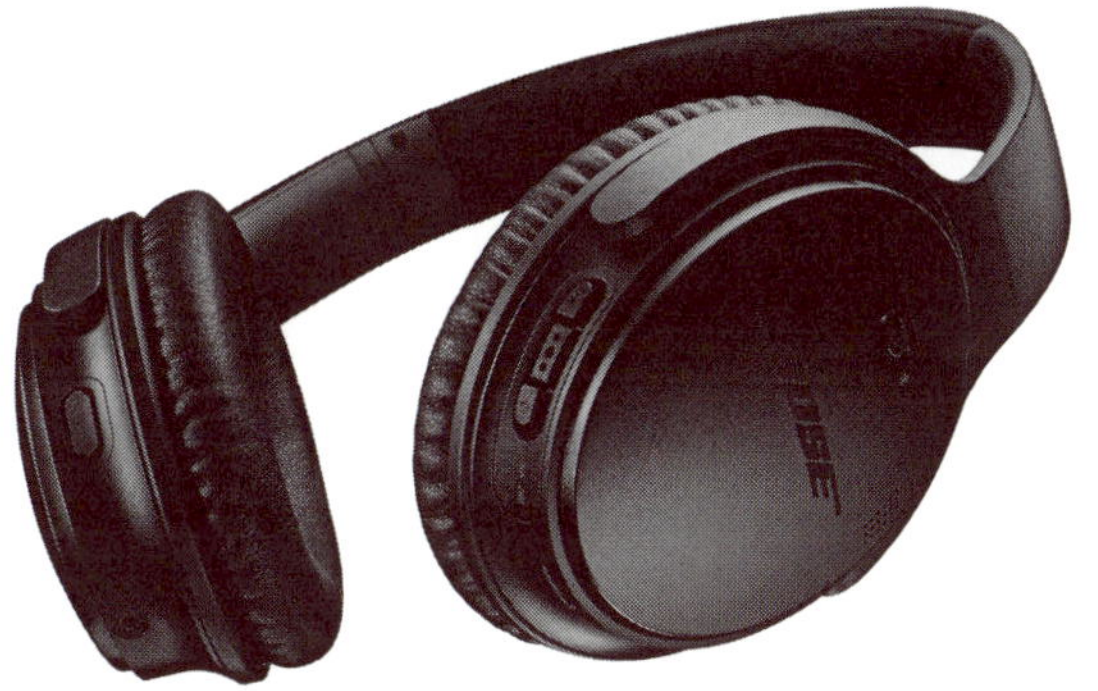

Bose のノイズキャンセリングヘッドホン。このヘッドホンをつけると雑音や物音が聞こえにくくなり、人の話し声がクリアに聞こえる。学校で先生の話に集中することができる

話し声が聞こえやすくなる
補聴援助システム

「補聴援助システム」という支援機器がある。話す人がマイクロホン、聞く人が受信機を使用することで、話し声が耳に届きやすくなる。

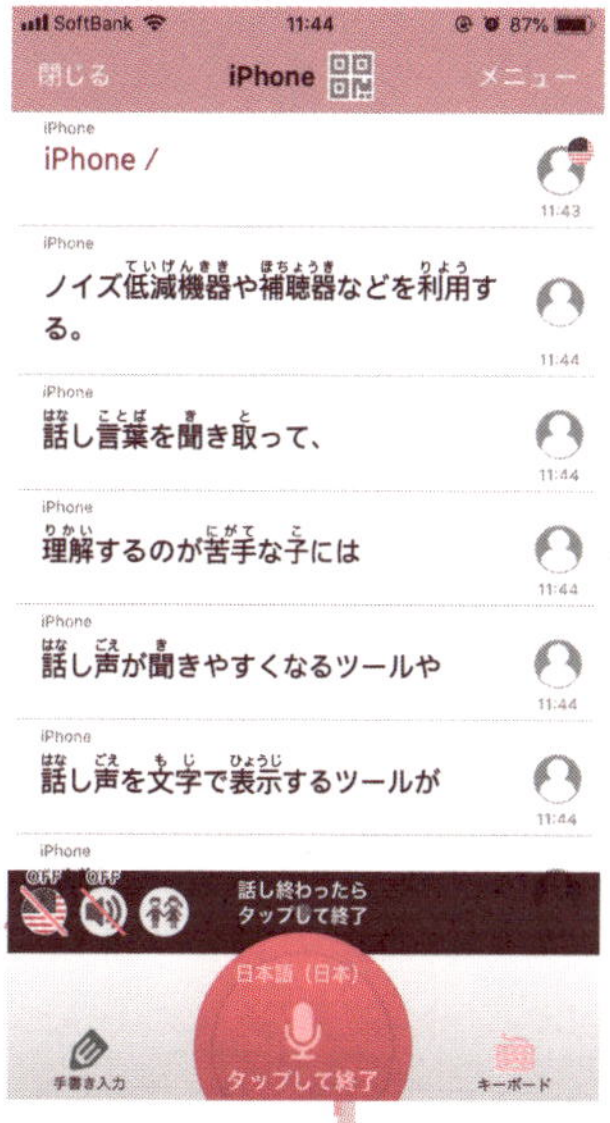

UD トーク。スマホやタブレットで使える。人の話をリアルタイムで高精度にテキスト化できる。聞きとるのが苦手な子が、話をみて理解できるようになる

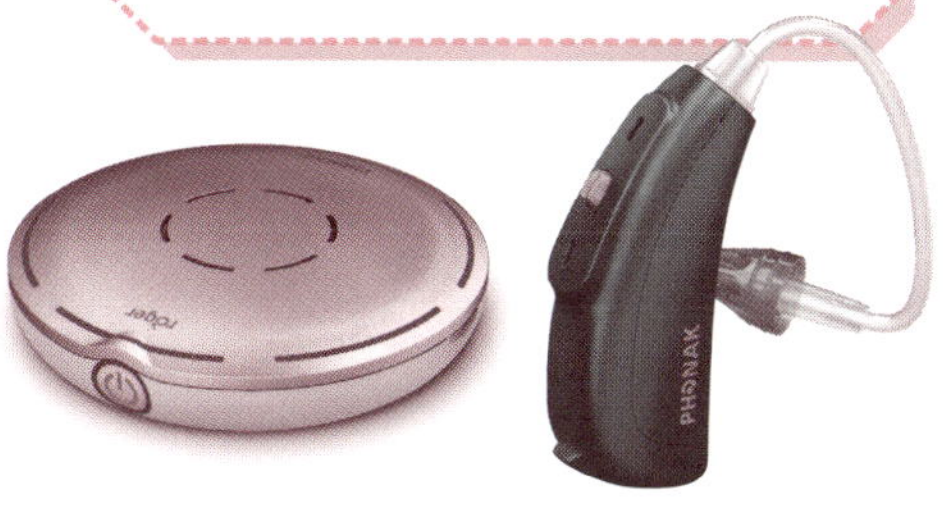

補聴援助の「ロジャー システム」。先生などがマイクロホン（左）を使用すると、子どもは耳かけ型の小型スピーカー（右）などで、その声を聞くことができる。マイクロホンはUD トークの入力用としても利用可能

聞いた話をデータ化する
録音・音声入力

スマホ・タブレットの録音機能で話を録音するのもよい。また、音声入力機能やコミュニケーション支援アプリ「UD トーク」を使って、人の話をスマホ・タブレットにテキスト表示したり、記録したりするという方法もある。

話す
ための
活用法

SNSやインターネットで活動を広げる

読み書きは得意で会話が苦手という場合には、
文字ベースのコミュニケーションを活用していきましょう。

なにができる？

話し言葉だけでなく、文字や画像、音声なども使って、コミュニケーションをとることができる。また、同級生以外の人とのやりとりもできる

活用例………P47 ネット動画で勉強、P59 買い物にメッセンジャーアプリ

どんな子に向く？

- 口頭での会話が苦手
- 人前で発表するのが難しい
- 学校の人間関係になじめない

注意点

SNSなどのオンラインコミュニケーションには炎上リスクがともなう。最初は家族間などのクローズドな環境で利用して、使い方に慣れていくとよい。

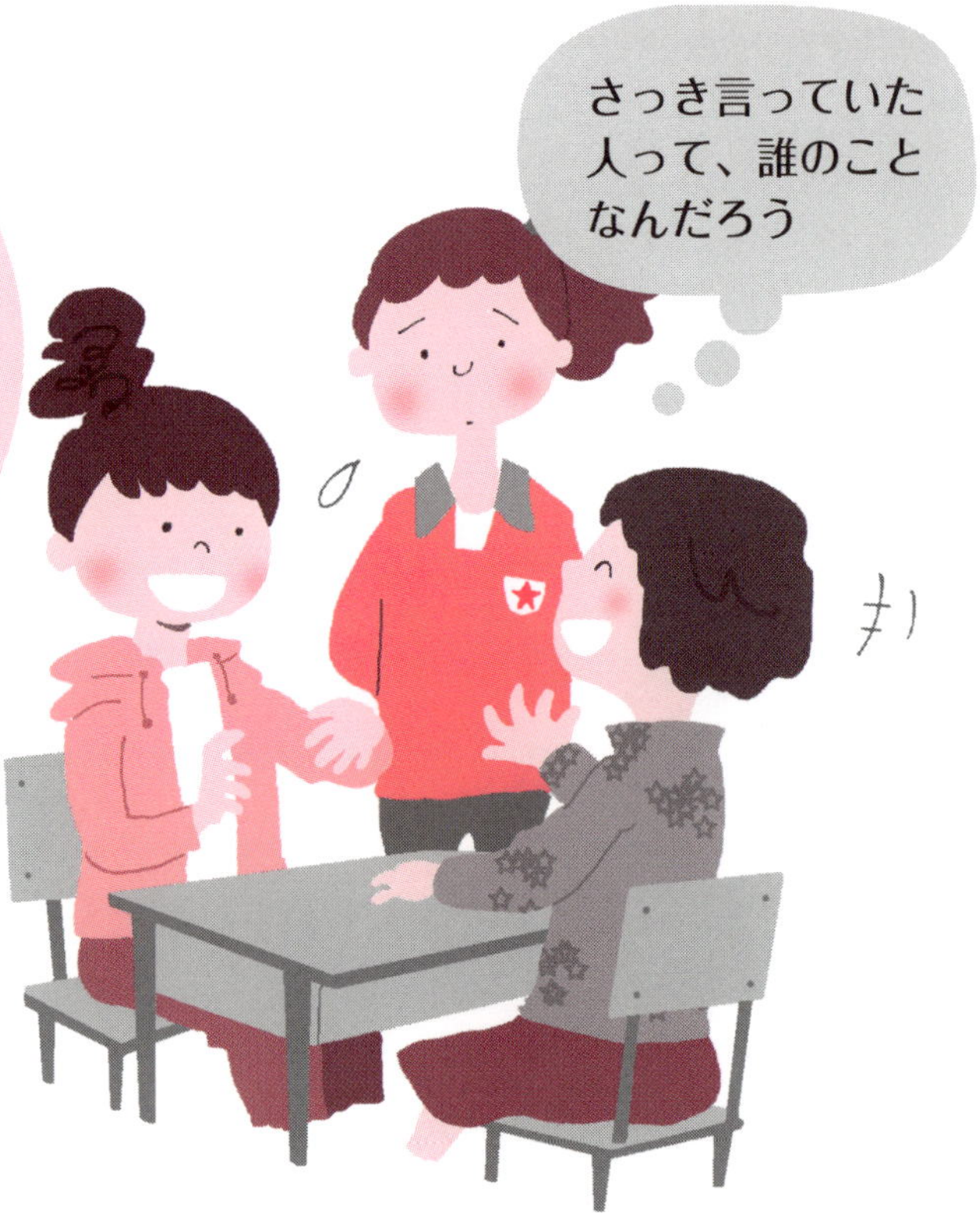
さっき言っていた人って、誰のことなんだろう

気になったことを考えこんでいるうちに、友達は次の話題へ。口頭の会話が苦手だという子の場合、文字ベースのコミュニケーションが合っているかもしれない

文字や画像も使って対話できる
オンラインコミュニケーション

メールやメッセンジャーアプリ、各種SNSなどを使ってコミュニケーションをとる。文字や画像などでやりとりでき、考えや気持ちを伝えやすくなる。また、発言の履歴が残り、会話の混乱や記憶違いが減るというメリットも大きい。

文字をプリントしてみせるために
各種アプリの活用

ノートアプリや、「Keynote」「PowerPoint」などのプレゼンテーションアプリを使って、話を文字ベースでまとめるのもよい。それをプリントして人にみせ、話し言葉で内容を補足するという伝え方もある。人前での発表などに活用できる。

オンラインコミュニケーションの広げ方

まずは家族・先生と

最初はクローズドな環境で短文の対話を

- メッセンジャーアプリで家族とだけ、やりとり
- 学校向けの「ByTalk for School」で先生とやりとり

↓

友達と

慣れてきたら相手を増やしたり、長文を使ったりする

↓

SNSへ

学年が上がり、注意点がわかってから、SNSを使う

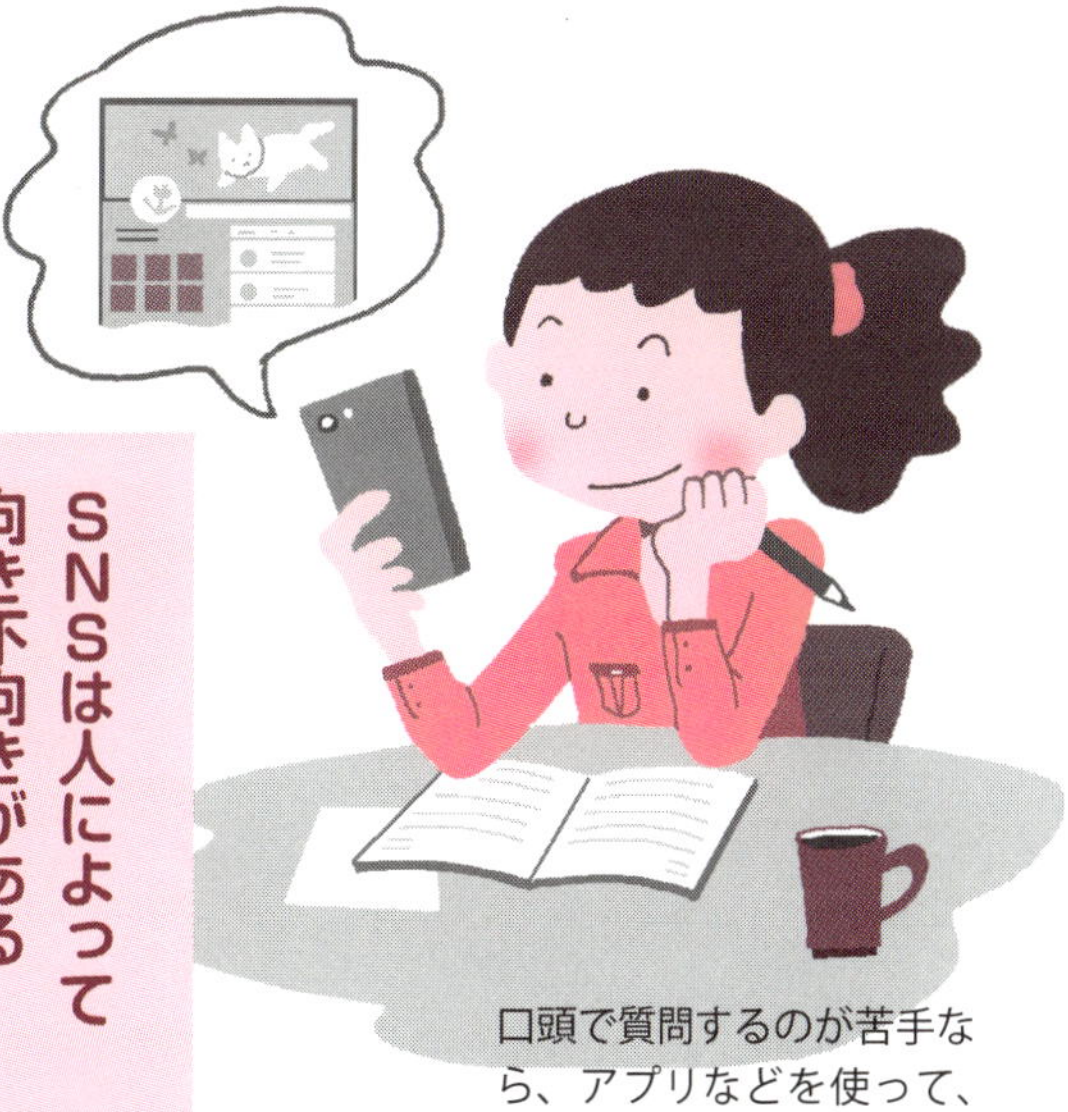

口頭で質問するのが苦手なら、アプリなどを使って、文字ベースで質問するという方法がある

SNSは人によって向き不向きがある

文字ベースのコミュニケーションを得意とする子の場合、SNSを活用することで、交流する相手が増え、学べることが飛躍的に拡大する可能性があります。

ただし、SNSの利用には向き不向きがあります。情報量の多さに混乱する子や、炎上トラブルを起こしやすい子もいます。

最初からSNSを使うのではなく、クローズドな環境でオンラインコミュニケーションの適性を確かめながら、活動の幅を広げていきましょう。

活動するための活用法

スマートスピーカや クラウドで予定を管理

最近は予定の管理に使えるアプリやツールが増えています。
ツールを少し活用するだけで、忘れ物や遅刻を減らすことができます。

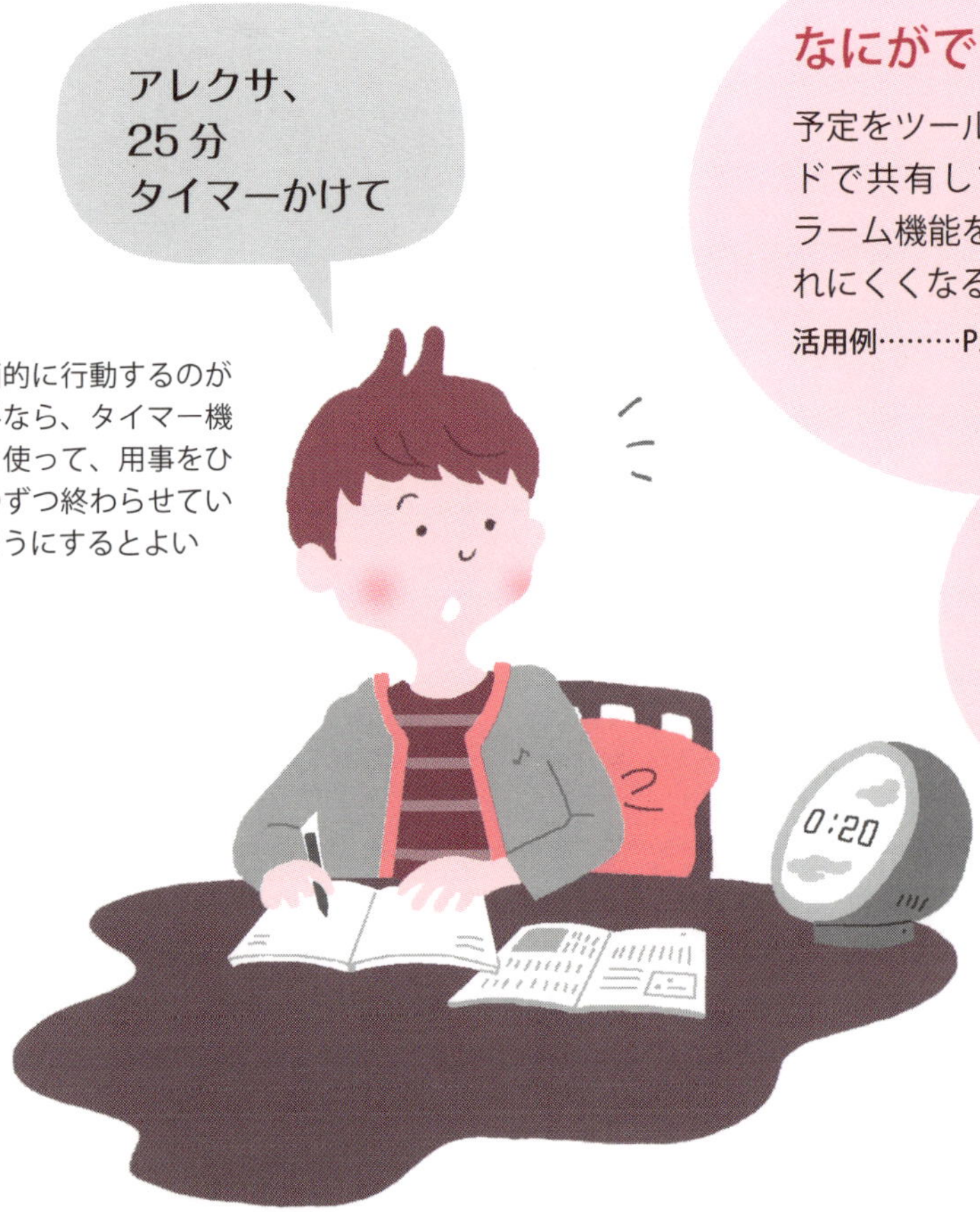

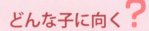

計画的に行動するのが苦手なら、タイマー機能を使って、用事をひとつずつ終わらせていくようにするとよい

なにができる？

予定をツールに入力し、クラウドで共有して、タイマーやアラーム機能をセット。用事を忘れにくくなる

活用例………P59 予定の管理

どんな子に向く？

- 忘れ物や遅刻が多い
- 行動を切り替えるのが苦手
- 作業の同時進行が難しい

注意点

予定を守りたがるタイプの子は、管理アプリを使うと時間に気をとられ、かえって集中できなくなることがある。

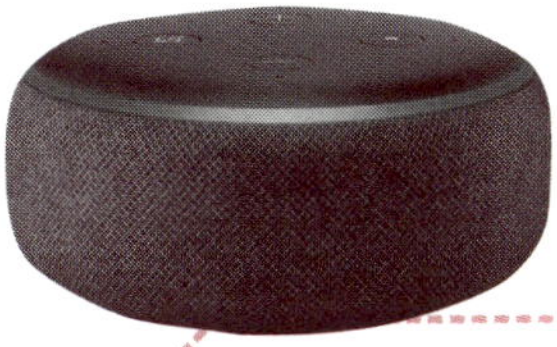

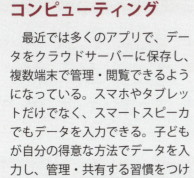

スマートスピーカ「Echo Dot」などを使えば、音声でタイマーやアラームをセットできる

集中力アップのために

タイマー・アラーム

スマホやタブレットには基本的に、タイマーやアラームの機能がある。過集中しやすい子や多動性が強い子には、短時間のタイマーをセットして勉強に集中するという方法が役に立つことがある。

予定を思い出す

リマインダ機能

カレンダーアプリなどには、予定を入力しておくと、その時間に通知してくれるリマインダ機能がある。予定を忘れやすい子が活用できる。

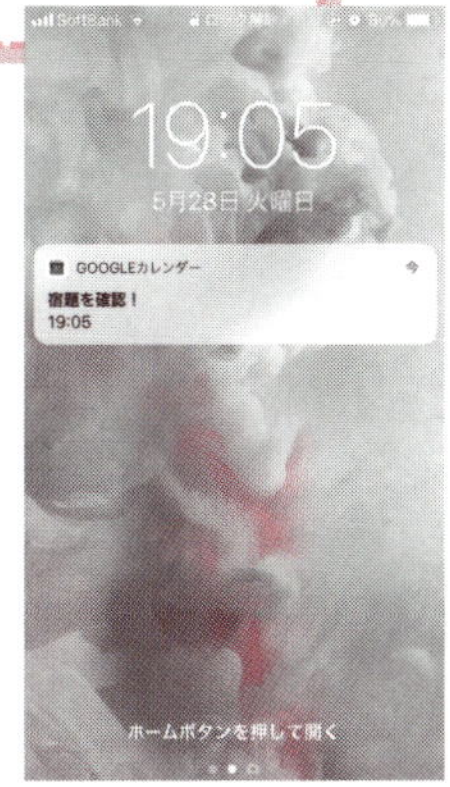

「Google カレンダー」のリマインダ機能で用事や日時、通知を設定しておけば、このようにポップアップ表示される

家族といっしょに予定を管理

スケジューラ機能

カレンダーアプリを使って、予定を整理するのもよい。家族との共有カレンダーをつくってクラウドで管理すれば、予定の入力や確認を、家族にサポートしてもらえる。

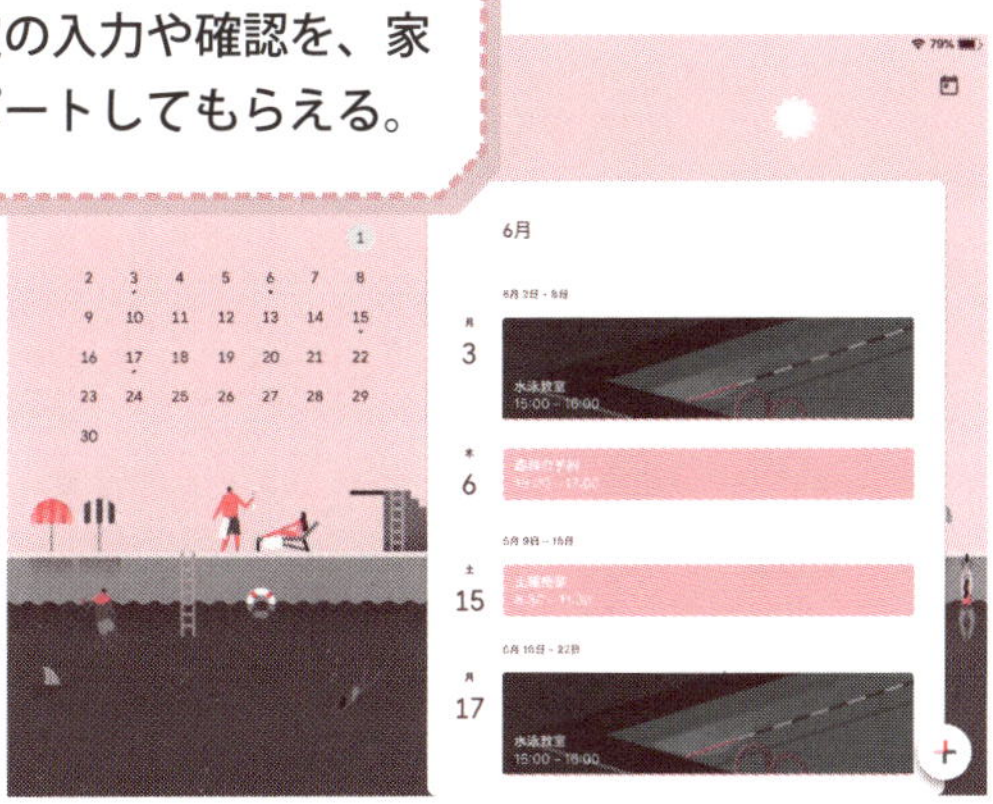

「Google カレンダー」アプリを使って、予定をクラウドで管理。習い事の前にスマホ・タブレットに通知が出るように設定することなどができる

クラウドコンピューティング

最近では多くのアプリで、データをクラウドサーバーに保存し、複数端末で管理・閲覧できるようになっている。スマホやタブレットだけでなく、スマートスピーカでもデータを入力できる。子どもが自分の得意な方法でデータを入力し、管理・共有する習慣をつけておけば、大人になってから仕事でも使えるスキルになる。

COLUMN

必要なツールがわかる「ディスレクシアホイール」

厳選されたアプリが一覧になっている

本書では子どもの生活に役立つアプリを多数紹介していますが、そのほかにも、多くのアプリがあります。本書で紹介していないものでも、役に立ちそうなものがあれば、試してみてください。

そのときには、役立つアプリの一覧図「ディスレクシアホイール」を参考にしてください。ディスレクシア（読み書き障害）の支援に役立つアプリを専門家が厳選し、円形にまとめたものです。ディスレクシアの診断がなくても、読み書きに困難がある人には役立つものになっています。

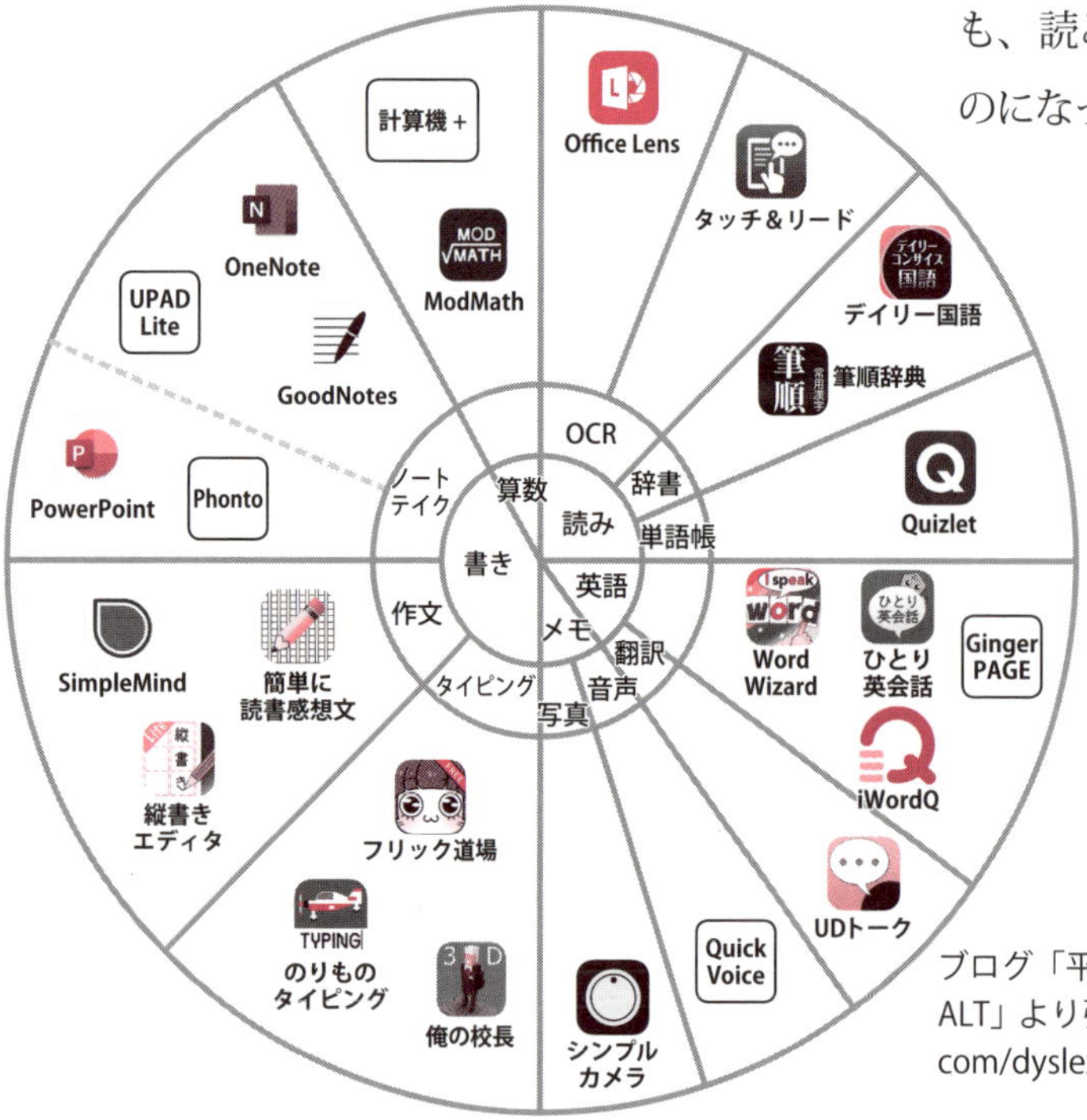

ブログ「平林ルミのテクノロジーノートALT」より引用（https://rumihirabayashi.com/dyslexiawheeljapanese/）

日本版ディスレクシアホイール

東京大学先端科学技術研究センターの平林ルミ氏が、海外の同様の図をヒントにして作成したもの。平林氏のブログでは、各アプリへのリンクを収録したバージョンが公開されている。

2

なぜ発達障害の子に役立つのか

通路の段差をなくして、誰でも移動しやすい環境をつくれば、
移動することの障壁はなくなります。
同じように、誰でも読み書きや会話などをしやすい環境をつくれば、
読み書きや会話などの障壁はなくなるでしょう。
それができるから、スマホやタブレットなどのツールが、
発達障害の子どもの生活に役立つのです。

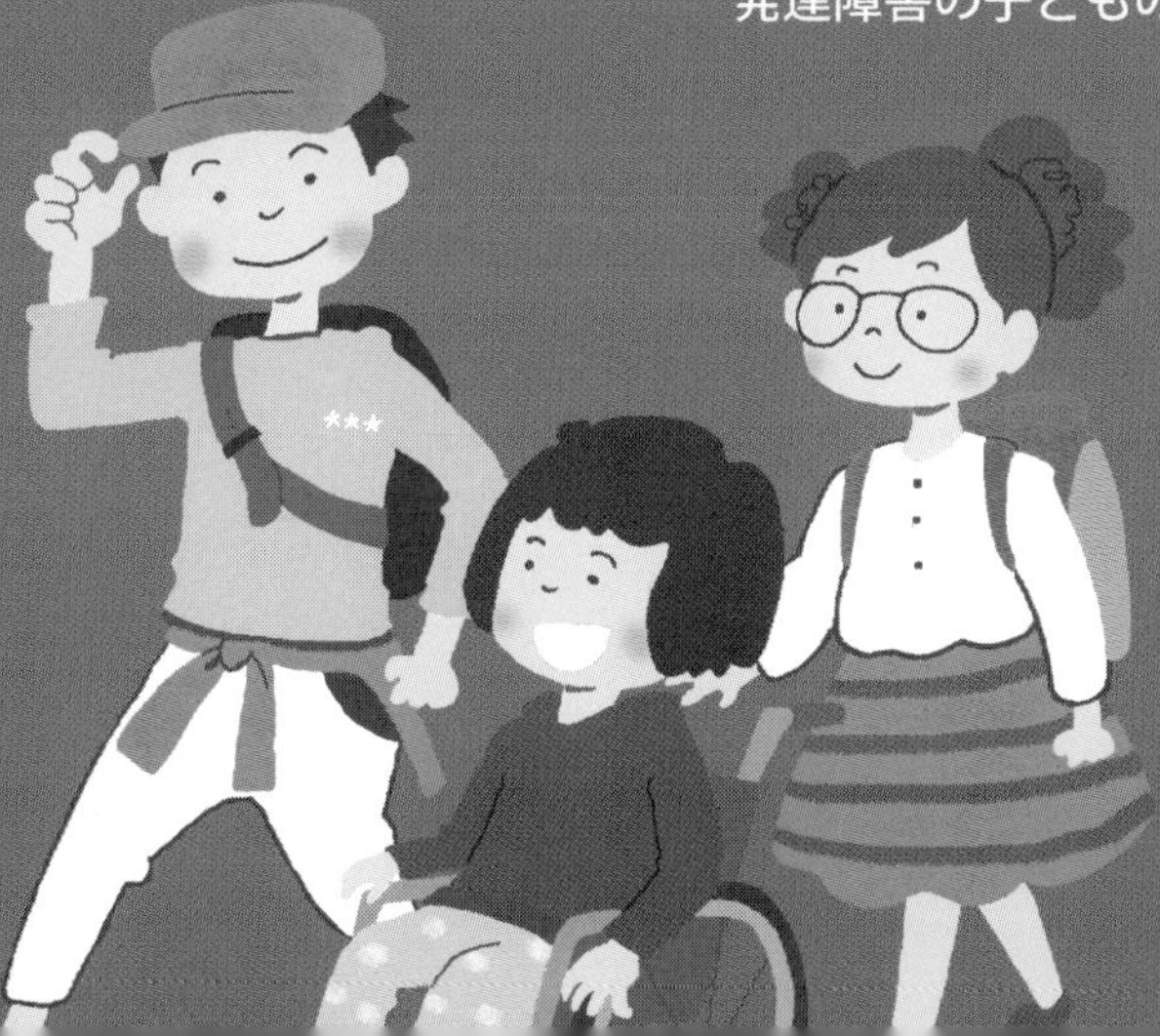

苦手なことを各種のツールで「代替」できる

なぜ苦手なことが目立つのか

読み書きや会話などが苦手な子は、学校などで集団行動をしているとき、失敗したり叱られたりすることが多く、目立ってしまいます。なぜ目立つのかというと、その子たちが失敗しやすい環境になっているからです。

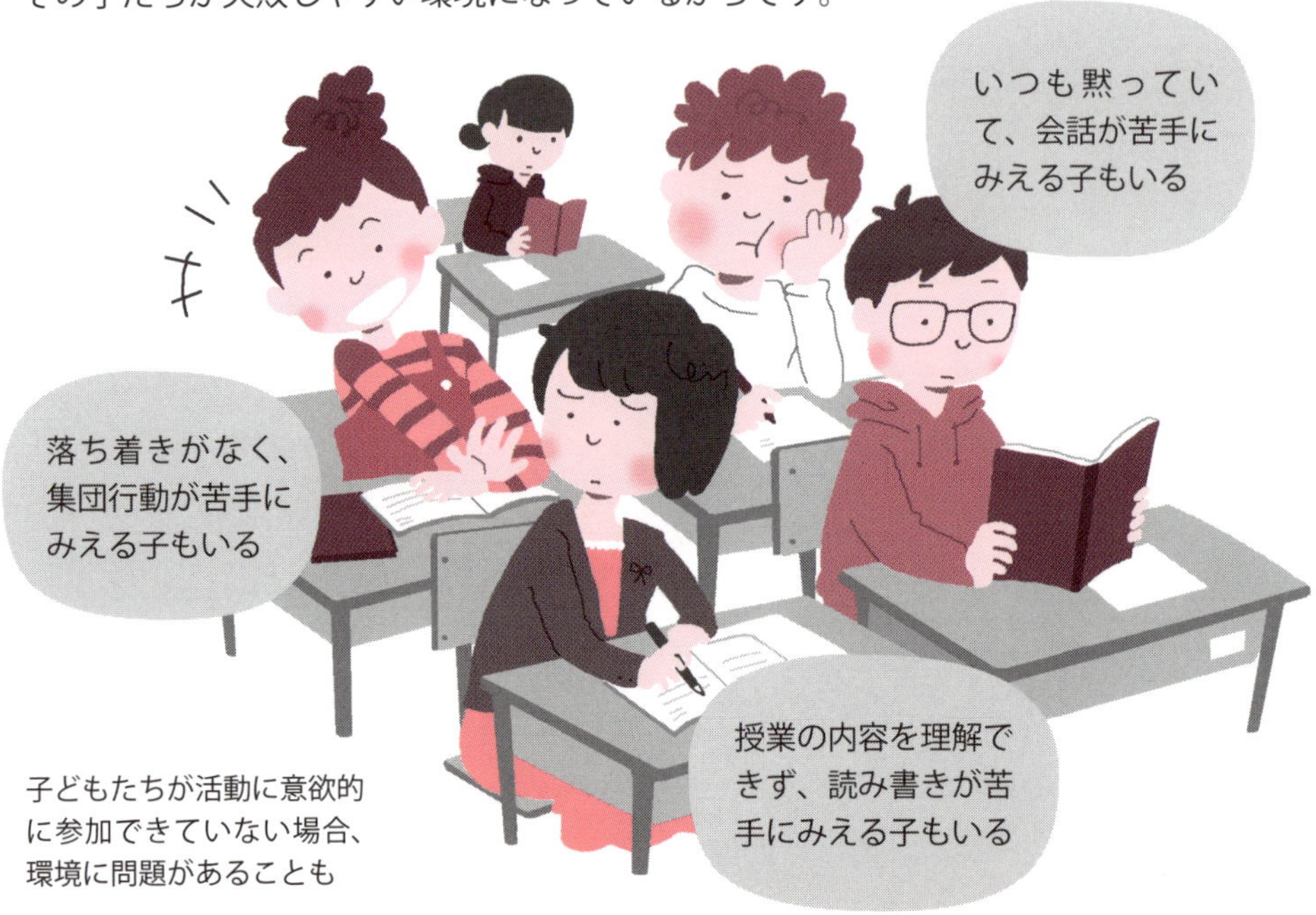
いつも黙っていて、会話が苦手にみえる子もいる
落ち着きがなく、集団行動が苦手にみえる子もいる
授業の内容を理解できず、読み書きが苦手にみえる子もいる

子どもたちが活動に意欲的に参加できていない場合、環境に問題があることも

キーワード解説

環境の問題を考慮する「障害の社会モデル」

子どもが生活や学習に十分に参加できていない場合に、以前は「子どもに障害がある」と考え、その子に対応することが一般的でした。

しかし現在は「障害は社会の側にある」と考えるようにもなってきています。子どもの多様性を考慮していない環境に問題があると考え、子どもを変えようとするのではなく、環境をバリアフリーなものに整えることが、増えているのです。

このような考え方を「障害の社会モデル」といいます。

苦手なことをしなくてもよい

「障害」と感じるほど苦手なことを、無理にがんばる必要はありません。問題が環境の側にある場合もあります。問題を解消できるような代替手段を探して、別の方法でがんばりましょう。

方法は別々でも、結果は同じ

それぞれの方法で活動できる

一人ひとりがそれぞれの方法で活動に参加できる。やり方は「読む」「録音」「撮影」などさまざまでも、「情報を得る」という結果は同じ。

- 授業の内容を理解できる
- 自分の考えをまとめられる
- 意見を人に伝えられる
- 先生や友達と交流できる

「ふつう」が得意な人はそのまま

読み書きや計算、集団行動などを「ふつう」のやり方でできる子どもは、そのまま活動すればよい

「ふつう」が苦手なら別の方法で

「ふつう」のやり方が苦手な子は、テクノロジーを活用するなど、別の方法で活動すればよい

発達障害の子にはなぜ「苦手」があるのか

発達障害の子は、読み書きや会話などを苦手とすることも多いです。なぜ多いのかというと、「紙の教材」や「曖昧な会話」しか使えない環境が多いからです。

しかし、第一章で解説したように、テクノロジーを活用して、環境を変えることができます。「使いやすい教材」や「わかりやすい会話」を利用すれば、発達障害の子の「苦手」は減ります。

その子らしい「機能代替アプローチ」で

教材や会話などが子どもにとって機能しにくい状態だとわかったら、その子に合った「機能代替アプローチ」を考えましょう。

障害は教材や会話など、子どものまわりのものから生じることもあると考えて、代替手段を考えるという方法です。

子どもが学習に「アクセス」できる！

みんながアクセスできるように

テクノロジーの活用などによって、環境面の問題を解消すれば、子どもが各種の活動に参加できるようになります。子どもがみんな、それぞれのやり方で活動にアクセスできるということが重要です。

アクセシビリティの確保

社会活動にアクセスできる(参加できる)度合を「アクセシビリティ」という。子どもたち全員のアクセシビリティを適切に確保することが、大人の役割となる

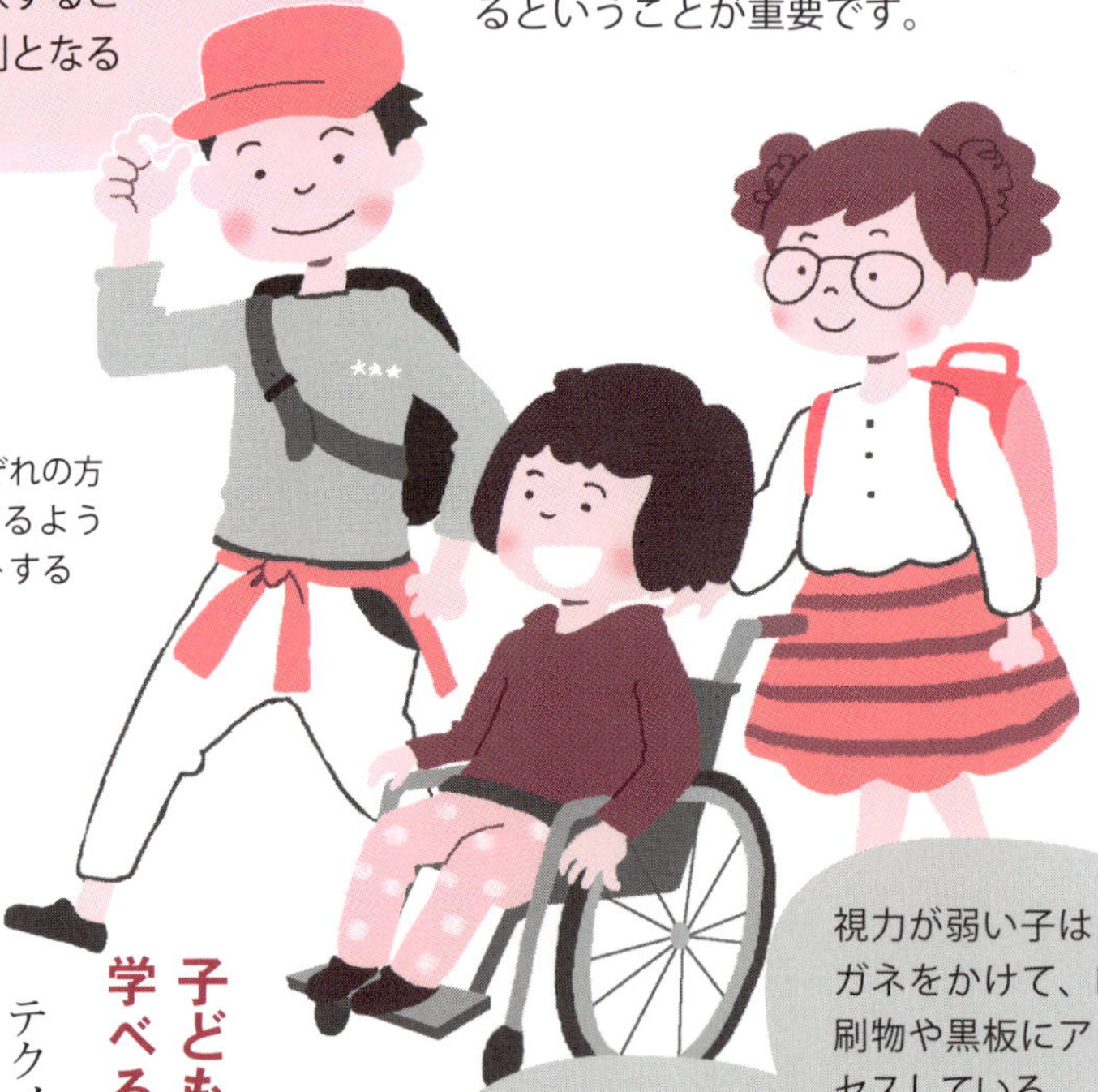

子どもたちがそれぞれの方法で社会参加できるように、大人がサポートする

視力が弱い子はメガネをかけて、印刷物や黒板にアクセスしている

肢体不自由の子は、車いすなどを使って学校にアクセスしている

読み書きや会話などが苦手な子も、その子らしい方法でアクセスしよう

子どもが十分に学べるようになる

テクノロジーの活用で、子どもは「障害や極端な困難によって参加しにくい活動」にもアクセスできるようになります。それまでは学習できていなかったことを、十分に学べるようになるのです。

学習と評価のチャンスを得られる

アクセシビリティを確保することで、子どもはほかの子と同じようにチャンスを得られます。学校教育の例でいえば、子どもはテクノロジーの活用によって、十分に学習できるようになり、きちんと評価されるようにもなります。

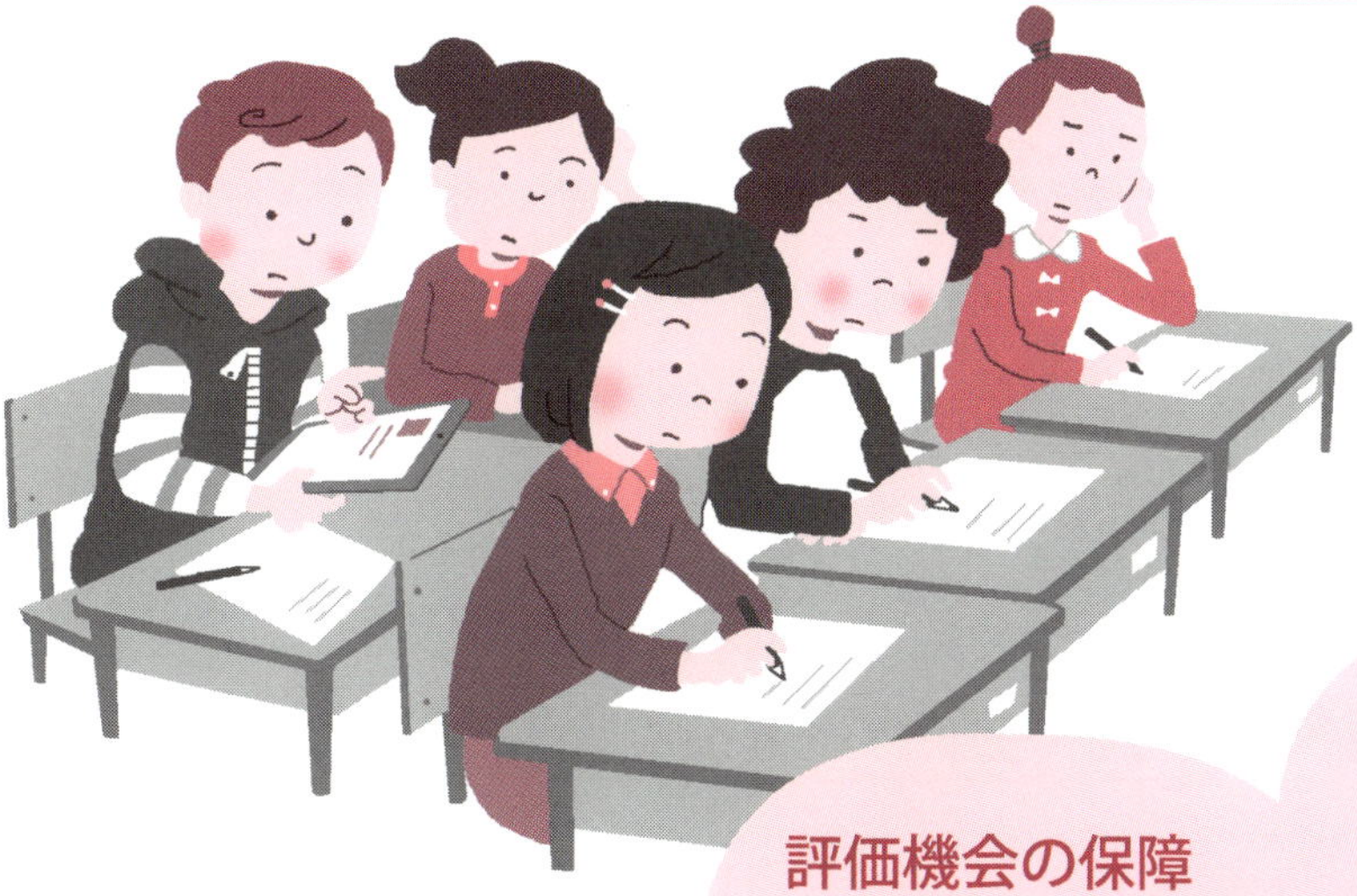

授業だけでなく、テストでもテクノロジーを活用する。学習と評価、そのどちらの機会も十分に得て、はじめてアクセシビリティの確保といえる

学習機会の保障

子どもが各教科の内容を理解したり、考えたりして、学習できるようにサポートする

評価機会の保障

子どもがテストで学習の成果を発揮できて、それがきちんと評価されるようにサポートする

そのとき、学習の機会だけでなく、評価も保障することが重要です。十分に学べるようになったのなら、その成果を十分に発揮し、評価される機会も必要です。

支援の鉄則 2

学びの本質を変えない

テクノロジーを使うのは、読み書きなどの機能を「代替」し、学習の本質に「アクセス」するためです。本質はどこかを考え、それ以外の部分が障壁となっている場合には、テクノロジーによる代替を積極的に考えてみましょう。

たとえば作文の本質は、考えなどを文章で表現することです。手書きでもキーボード入力でも本質は変わりません。いっぽう、習字の本質は字を書くこと。キーボードを使うと本質が変わることもありそうです。使いやすい筆や紙、表現の仕方を選ぶなど、別の工夫を考える必要もあるでしょう。

ツールだけが役立つのか

家族や先生のサポートも欠かせない

ツールだけでは問題は解消しない

スマホやタブレットなどのツールは、環境面の問題を解消するために役立つものです。

しかし、ツールを用意して、その使い方を子どもに教えるだけでは、問題の解消につながらない場合もあります。なぜなら、その使い方が子どもに合うかどうかは、わからないからです。

むしろ、無理に教えて使わせようとすると、子どもが嫌がって、ツールが役に立たなくなるということもありえます。

ツールを役立てるためには、子どもが自分に合った活用法を身につけられるように、家族や先生がサポートする必要があります。

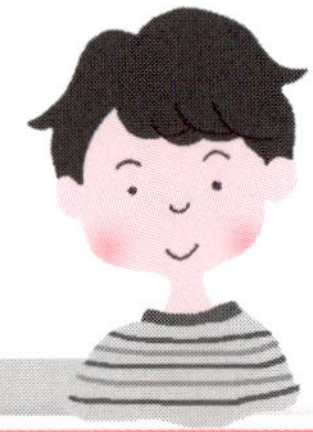

子ども本人ができること

大人がサポート役になる

子どもは自分自身の力でツールを使いこなし、生活を変えていきます。しかし、子どもだけではできないこともあります。家族や先生など、大人がサポート役となって、ツールの使用環境を整えることに協力しましょう。

子どものニーズを理解する

日常生活のなかで、子どもの活動をよくみていると、その子のニーズに気づくことがある。その気づきを大事にする

ツールの使用環境を整える

子どものニーズに合わせて、タブレットなどのツールを用意する。子どもが使いたいときに使える環境を整える

（54 ～ 57 ページ参照）

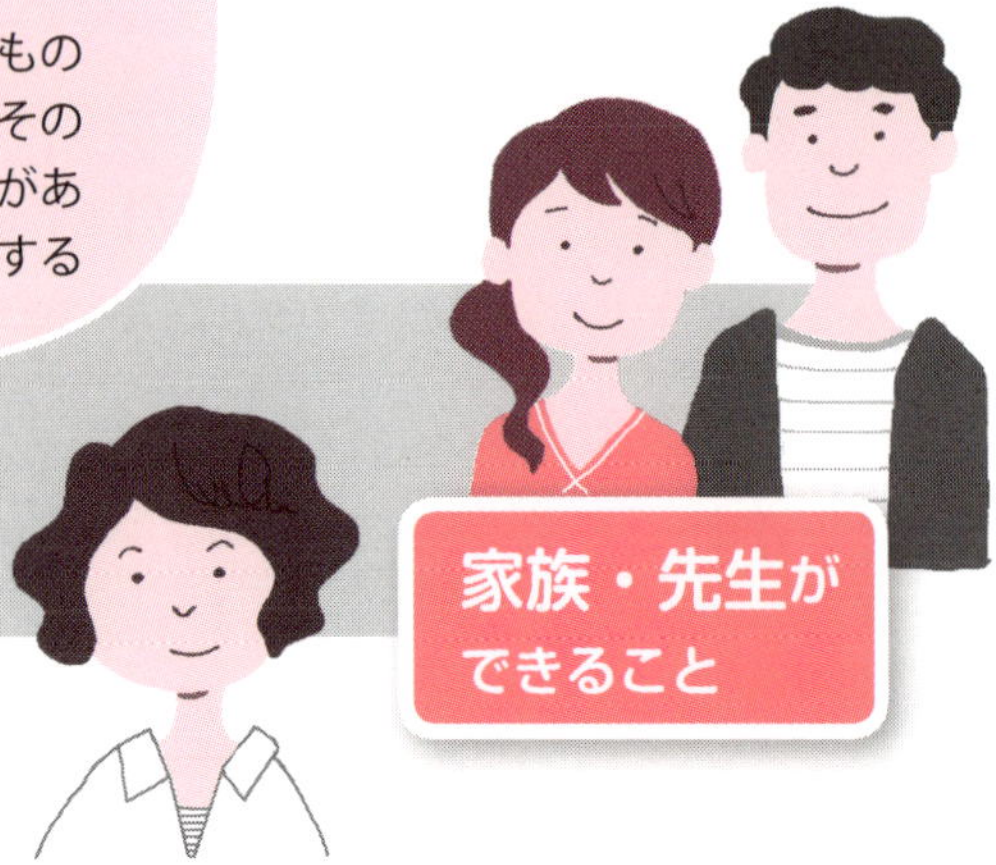

家族・先生ができること

POINT

教えすぎずに「見守る」

子どもは大人から教えられたことよりも、自ら体験して学んだことをよく覚え、身につけていきます。大人があれこれと教えすぎないようにしましょう。大人の役割は、ツールを使える環境を整えて、子どもの活動や学習を見守ることです。

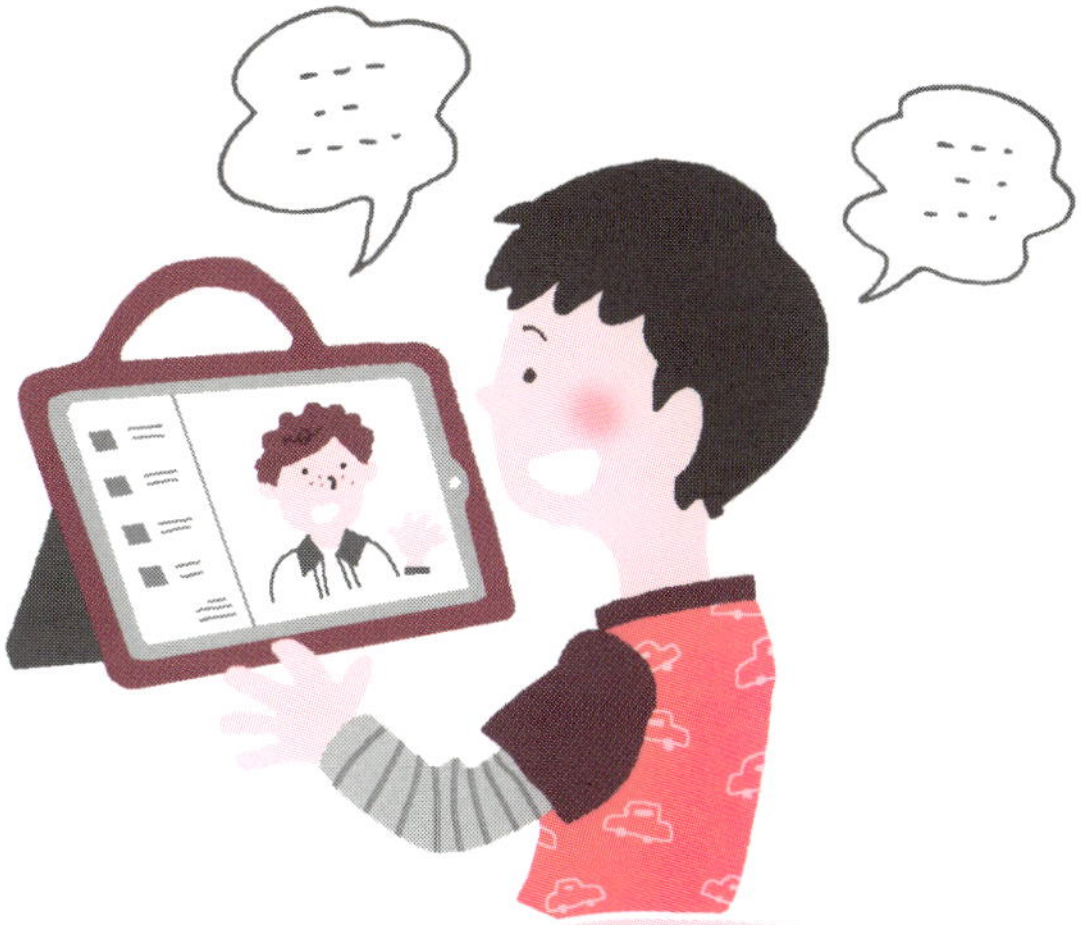

タブレットを使うことで、読み書きの苦手な子が「ネット動画」から情報を得られるようになり、自分で学習を広げていくこともある

自分でツールを使ってみる

子ども本人がツールを使う。さまざまな使い方を試してみて、自分の生活がどのように変わるか、様子をみる

自分で成功と失敗を体験する

ツールは成功を保証するものではない。ツールを使っても失敗することもある。それを子ども本人が体験する

ツールの活用法を身につける

体験のなかで、自分に必要なツールや、自分に合った活用法を身につけていく。また、それを人に説明できるようにしていく

子どもの成長を見守る

ツールを使える環境を用意して基本的な使い方を伝えたら、あとはそっと見守る。大人が「教えすぎない」ことが重要！

（58～63ページ参照）

ツールの使用環境を拡大する

子どもがツールを学校でも使いたいと希望していて、家族と学校が連携をとれる場合には、使用環境を拡大することもできる
（70～83ページ参照）

ツールだけが役立つのか

発達障害の診断や検査、療育も重要

必要に応じて診断や検査も受ける

歩いて移動することが困難な人には、車いすを使う人もいれば、歩くためのリハビリをする人もいます。その人の状態によって、対策はさまざまだということです。

発達障害の子にも、同じことがいえます。本書はテクノロジーの活用法を解説するものなので、機能代替アプローチを紹介しています。しかし、子どもの状態によっては治療教育アプローチが必要となる場合もあるでしょう。

スマホやタブレットなどのツールを使うことと、診断や検査、治療教育（療育）を受けることを、子どものニーズに合わせて使い分けていってください。

2つのアプローチを使い分ける

人が「障害」を感じるとき、2つのアプローチでその解消をはかることができます。本書で紹介している「機能代替アプローチ」と、医療的・教育的な対応をする「治療教育アプローチ」です。状況によって、2つのアプローチを使い分けることが大切です。

機能代替アプローチ

ほかの人と同じ方法で目標を達成できない場合に、テクノロジーなどを活用して、別の方法で目標の達成をめざすこと

- 読み書きにタブレットを使う
- 歩くことを車いすで代替する
- みえづらさをメガネで解消する

治療教育アプローチ

ほかの人と同じ方法で目的を達成できるように、専門的なケアやトレーニングでスキルアップをはかり、目標の達成をめざすこと

- 読み書きの専門的な学習法
- 歩くためのリハビリ
- 視力に関連した治療やケア

診断や検査はツール活用にも役立つ

診断や検査を受けなくても、ツールを使うことはできます。しかし、診断や検査を受けることで発達障害への理解が深まり、ツールの必要性がより具体的にわかります。子どもに２つのアプローチのどちらがどの程度必要か、その子のニーズもみえてきます。

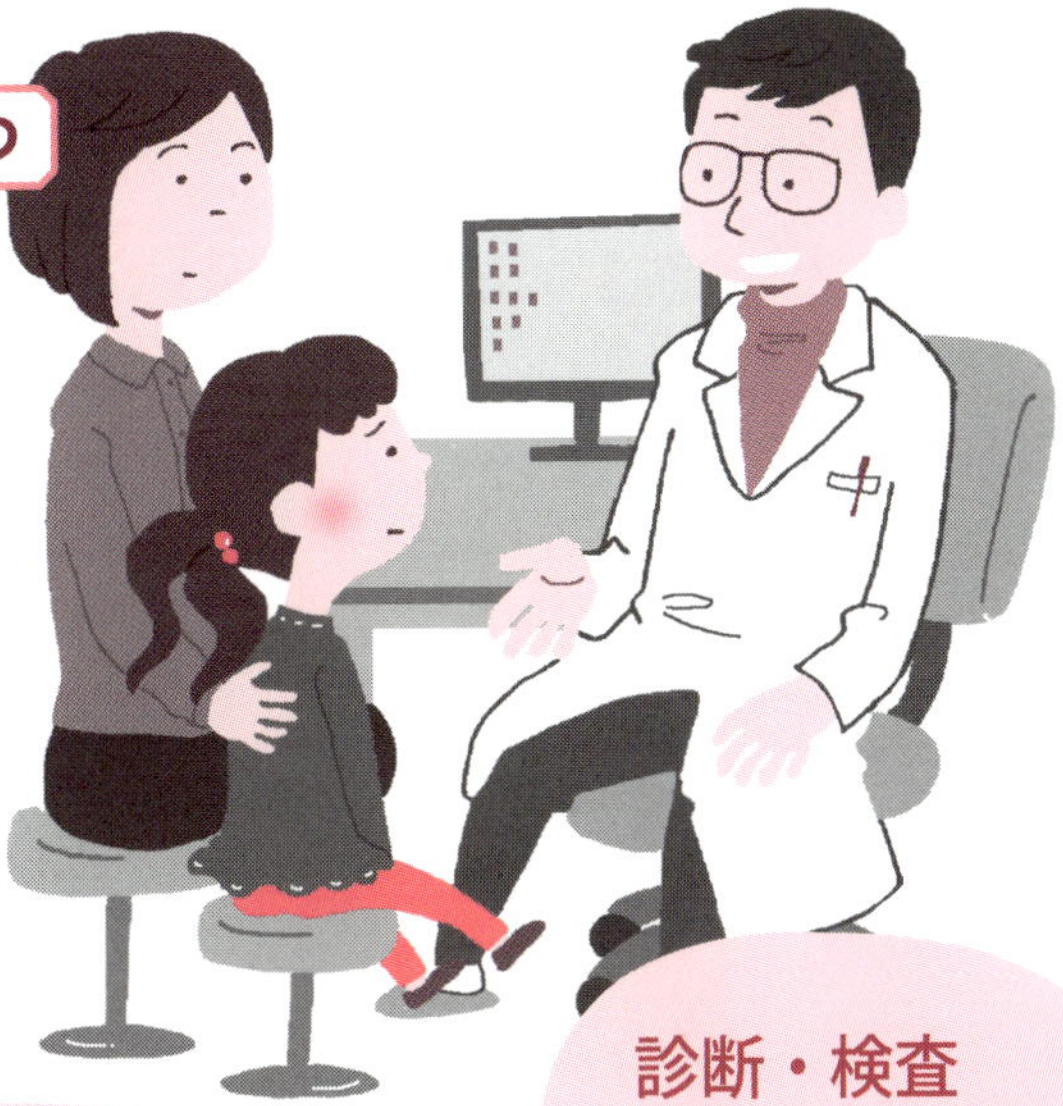

医師の説明を聞くことで、本人の自己理解が深まる場合もある

診断・検査

医師の診断や各種検査の結果から、発達障害の詳細がわかる

ニーズの把握

子ども本人と家族が、どんなことに困難があり、ニーズがあるのかを理解できる

支援の根拠に

診断や検査結果は、子どものニーズを示す根拠資料となる。学校などとの相談時に参考になる

キーワード解説

困難の詳細がわかる「読み書き評価」

読み書きの困難については、医療機関で診断や検査を受けなくても、その詳細を調べることができるようになってきました。

読み書き評価のツールとして、「URAWSS Ⅱ」など（右欄を参照）が市販されています。子どもが一定の書式で読み書きをして、大人がその所要時間を測定するという形で、その子の読み書きの速度や正確性を、平均値と比較することができます。

子どもの読み書きの困難が気になっているという人は、ぜひ利用してみてください。

『URAWSS Ⅱ 小中学生の読み書きの理解』（atacLab）

『改訂版 標準 読み書きスクリーニング検査（STRAW-R）』（インテルナ出版）

『特異的発達障害診断・治療のための実践ガイドライン』（診断と治療社）

※評価ツールには、個人では利用できないものもあります。詳細は各社のホームページなどをご覧ください。

COLUMN

子どもの得意な学び方がわかる「比べるテスト」

学びやすさを「比べる」テスト

本書の監修者・中邑賢龍教授の研究室では、東京都渋谷区などの自治体と連携して、小・中学生の学び方を調べるための「比べるテスト」を実施しています。比べるテストは通常学級の子ども全員を対象としておこなう小テストです。漢字・文章読解・計算のテストを2回ずつおこない、その結果を比べることで、子どもの学びやすさを調べます。テストは各回2ページ程度の簡単なもので、所定の用紙を使います。テストの流れは右記の通りです。

このテストを実施した結果、渋谷区では小学3年生から中学2年生までの子の1～2割程度に、スマホやタブレットなどのツールを使ったほうが学習しやすくなる可能性がみられました。子どもたちの学び方は、必ずしも一様ではないということが示されたのです。

比べるテストの形式を参考にすると、家庭でも、日常の宿題やドリルを使って、子どもの得意な学び方を知ることができます。ぜひ参考にしてみてください。

「比べるテスト」の流れ

❶ **1週目**
漢字・文章読解・計算のテストを通常の形式（黙読・手書き・暗算）で実施

❷ **2週目**
同様のテストを「問題文読み上げ」や「選択式」、「計算機使用」など、別の形式でおこなう

❸ **結果**
1週目と2週目の結果に差が出た子には学び方の特徴があることがわかる
例：「2週目だけ高得点」の場合、読み書きや計算（暗算）は苦手でも、問題の意味はわかっていて、ツールを使えば学びやすくなる可能性が高い

▼ 家庭で実践することもできる

家庭で試す方法

❶ 学校の宿題やドリル、テストを、通常の方法で実施する

❷ 同様の問題を「問題文読み上げ」「選択式」「計算機使用」の形式で実施する

❸ 結果を比べる。手書きや黙読よりも別の方法が合っているようなら、スマホやタブレットの使用を検討する

3

まずは家庭で
使ってみよう！

スマホやタブレットは役に立つものですが、
最初から、子どもの苦手な「読み書き」や「会話」に
活用しようとすると、うまくいかないものです。
先を急がず、まずは「買い物」や「趣味」など、
日常的な活動にとり入れていきましょう。

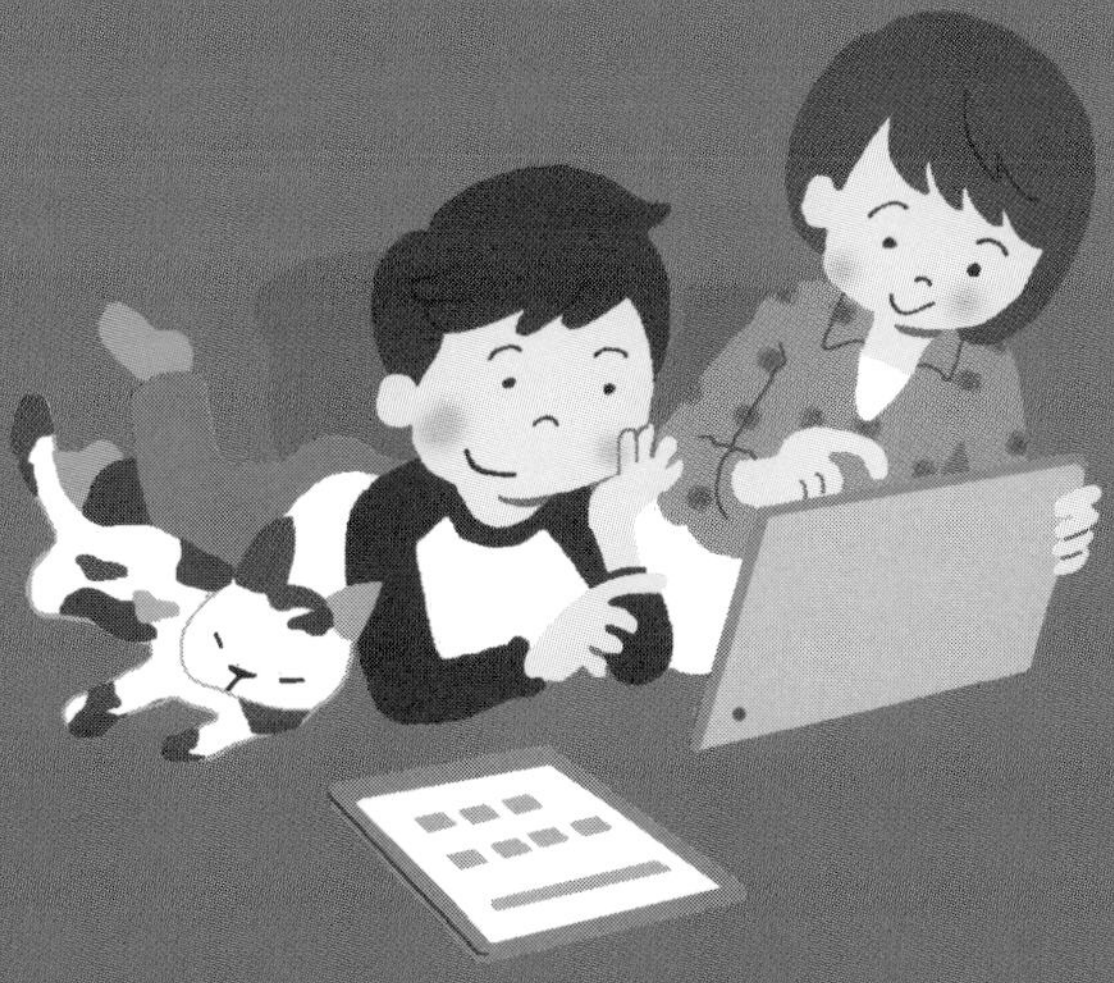

事例紹介

学ぶ意欲をとり戻し、不登校から抜け出したBさん

1

Bさんは国語などの苦手な教科のとき、教室にいることがつらくて、保健室で休むようになりました。最初は週に数回程度でしたが、保健室にいる時間は徐々に増えていきました。

プロフィール

Bさんは小学5年生の女子。勉強が苦手です。低学年の頃は家庭で予習・復習をして授業に追いついていましたが、小4の頃から、授業についていけなくなりました。

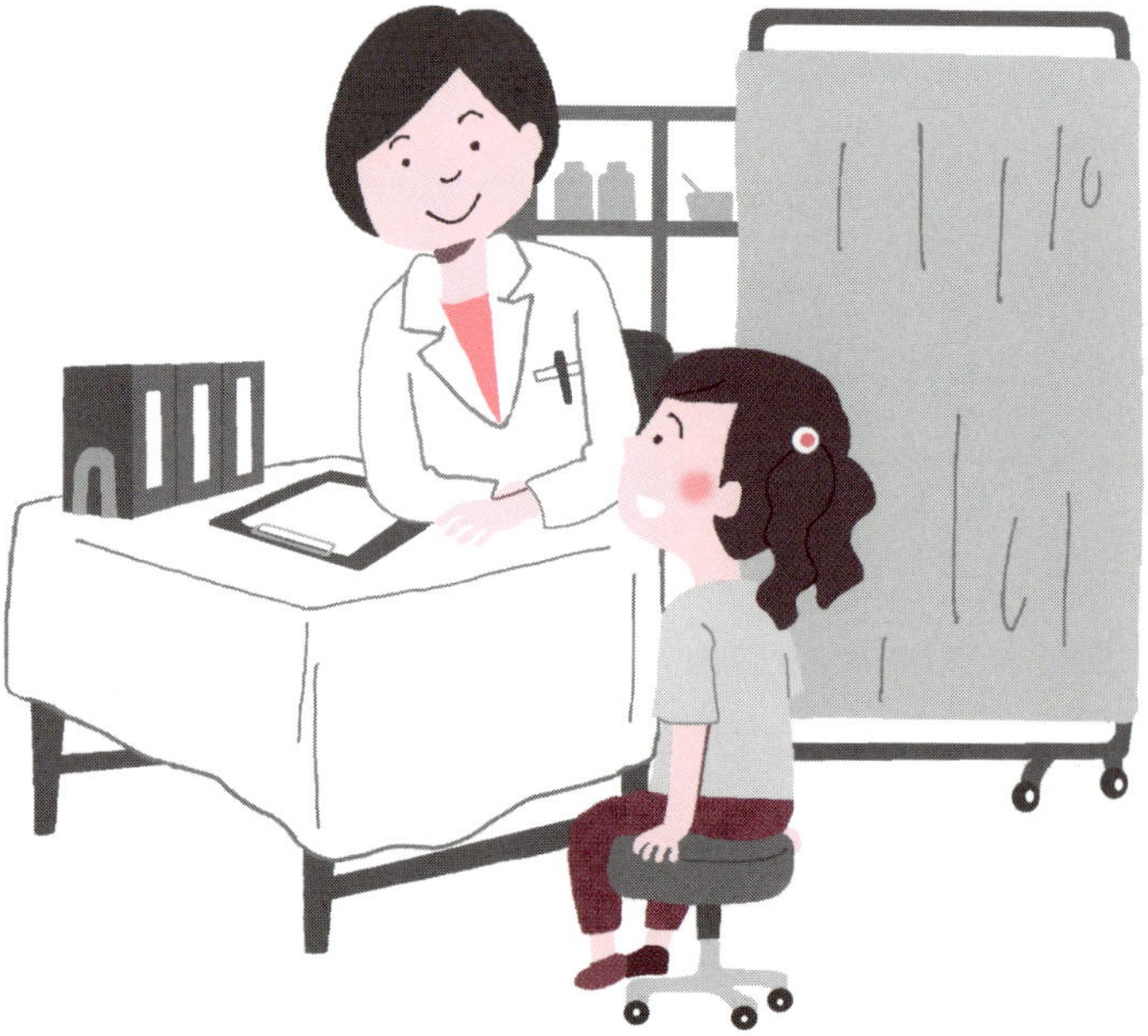

登校しても教室に足が向かわず、保健室にいるように。保健の先生と話すのは好きだった

2

やがて登校自体をしぶるようになり、小5の春からは不登校の状態に。母親はBさんを心配し、保健の先生に相談しました。すると、先生から「Bさんのように勉強が苦手な子には、特別な支援があるんですよ」という話がありました。

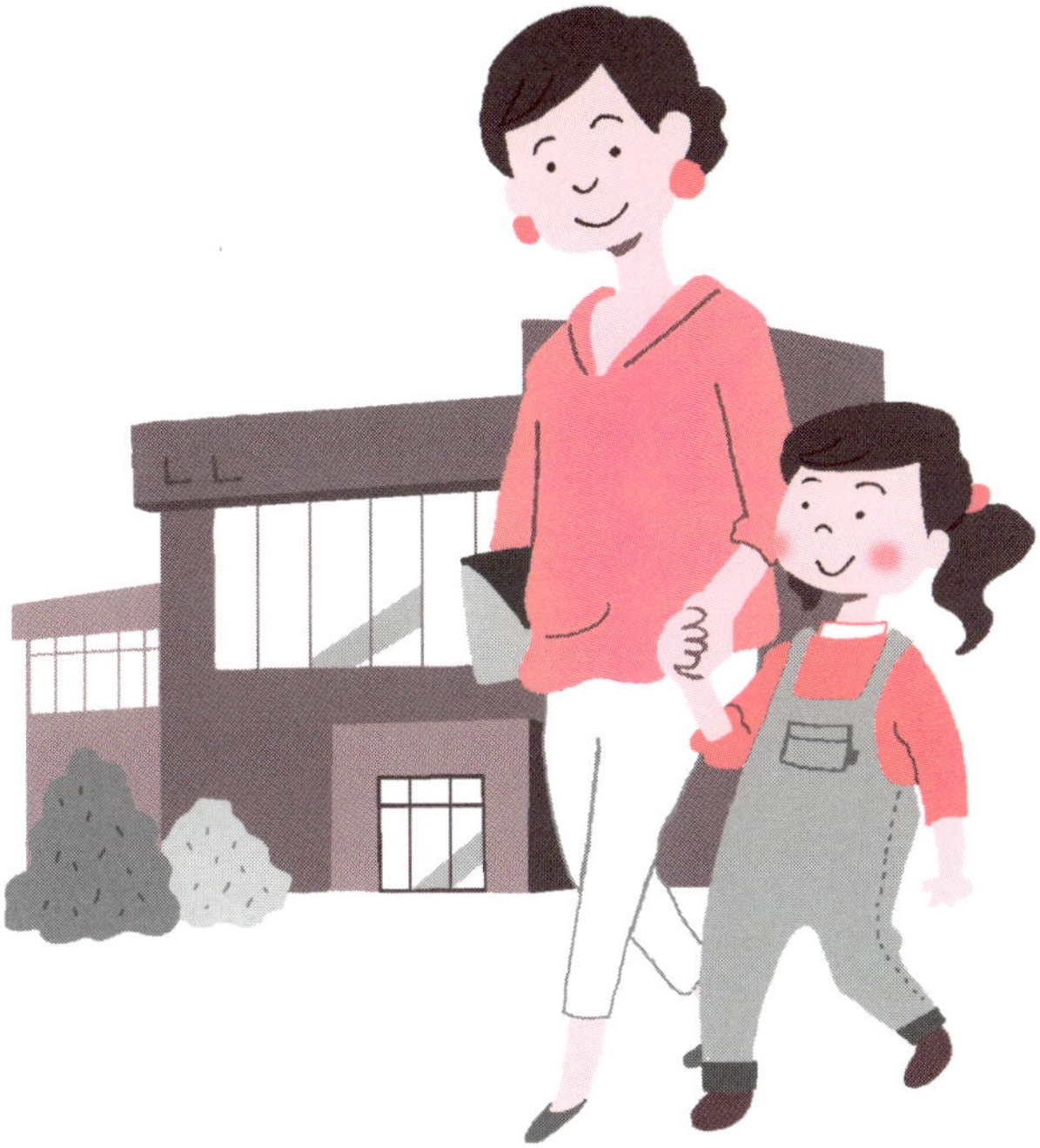

3

Bさんと母親は、保健の先生の紹介で近所の大学へ行き、勉強面の困難を相談しました。そして、大学の相談員から、読み書きの困難やその支援法の話を聞きました。

近所の大学の心理相談室が、読み書き支援の相談を受け付けていた。親子で行ってみた

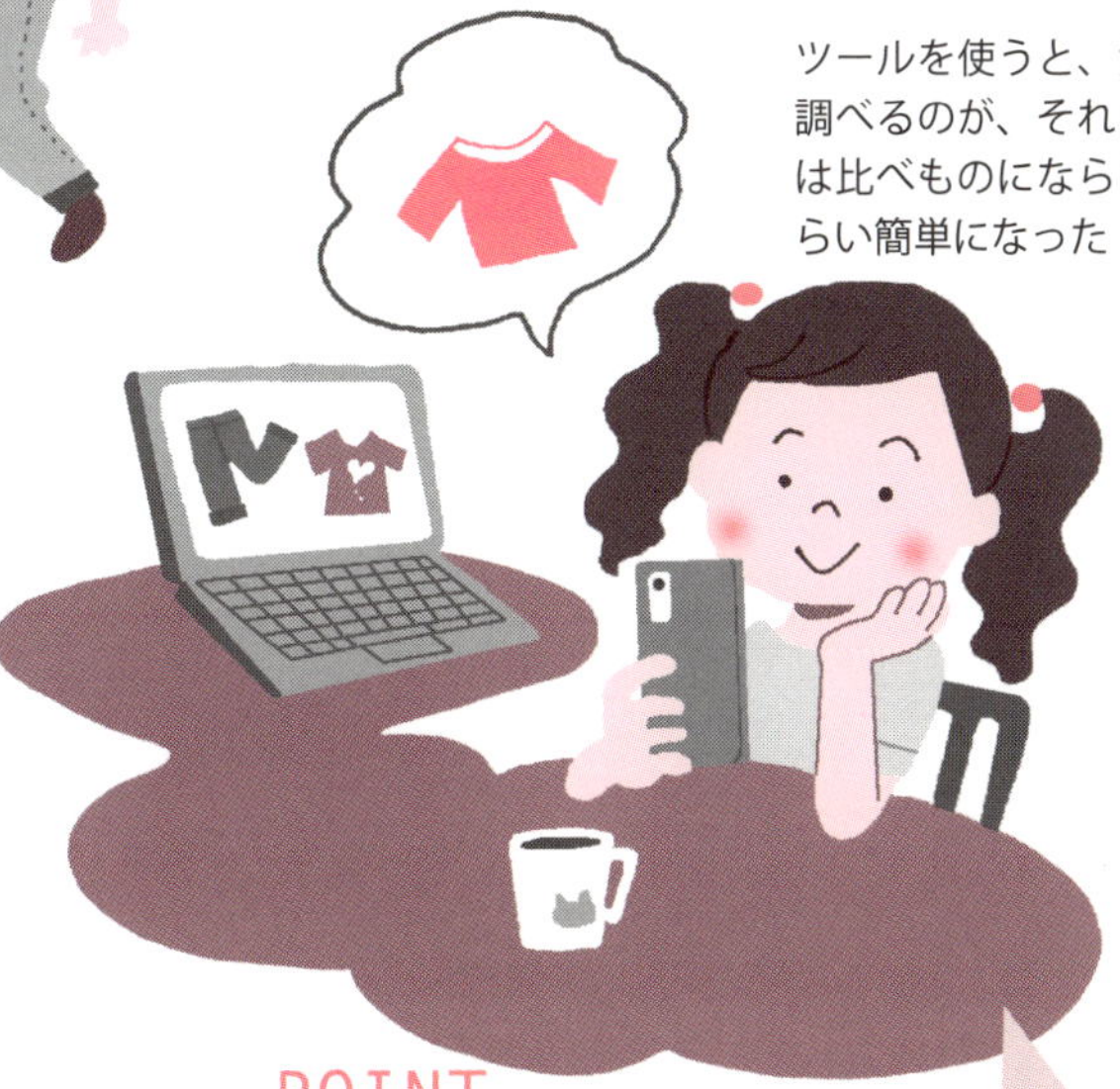

ツールを使うと、資料を調べるのが、それまでとは比べものにならないくらい簡単になった

4

Bさんは大学で聞いた通り、読み書きにテクノロジーを活用してみました。すると、勉強面の困難が軽減しました。「このやり方なら自分にもできる」と感じました。Bさんは勉強への意欲をとり戻し、それからしばらくたつと、学校に行くようになりました。

先生からひとこと

Bさんにとって、保健の先生とゆっくり話すことや、しばらく休んで自分らしい学び方を考えることが、大切なステップになりました。不登校というと挫折のイメージをもつ人もいるかもしれませんが、そういう時間を必要とする子どももいるのではないでしょうか。

POINT

小学生のうちにツール活用を

小学校高学年になると、学習の難易度が上がり、読み書きなどの困難が目立ちやすくなります。Bさんのように、この頃からツールを活用するのもよいのですが、子どもに適性があれば、もっと早くスタートしてもよいくらいです。

ツールを用意する

基本的には家にあるものでOK

スマホなどを新規に購入しなくてもよい

本書はスマホ・タブレットの活用の本です。そのため、スマホやタブレットの機能を数多く紹介していますが、その多くは、標準機能で利用できるものです。

家庭にスマホやタブレットがあれば、基本的にはその機器で、本書の活用法を試せます。最新のスマホやタブレットを新規に購入する必要はありません。

もちろん、機器によっては一部の方法が標準機能になっていないというケースもあります。しかしその場合も、アプリを導入するなどの手段をとることができます。

まずは手持ちの機器で、子どもの支援をはじめてみましょう。

いま持っているものを使う

家庭でテクノロジーの活用をはじめたいという人は、まず、いま持っているものを試しに使ってみるとよいでしょう。機器やソフトにこだわる必要はありません。すぐに使えるものを、ひとまず使ってみてください。

機器は？
スマホやタブレット、パソコンなど、使えるものならなんでもよい

ソフトは？
ソフトやアプリも、いま使っているものや無料で手に入るものでよい

インターネットは？
ネット接続できるほうが機能が増えるが、接続できなくてもよい

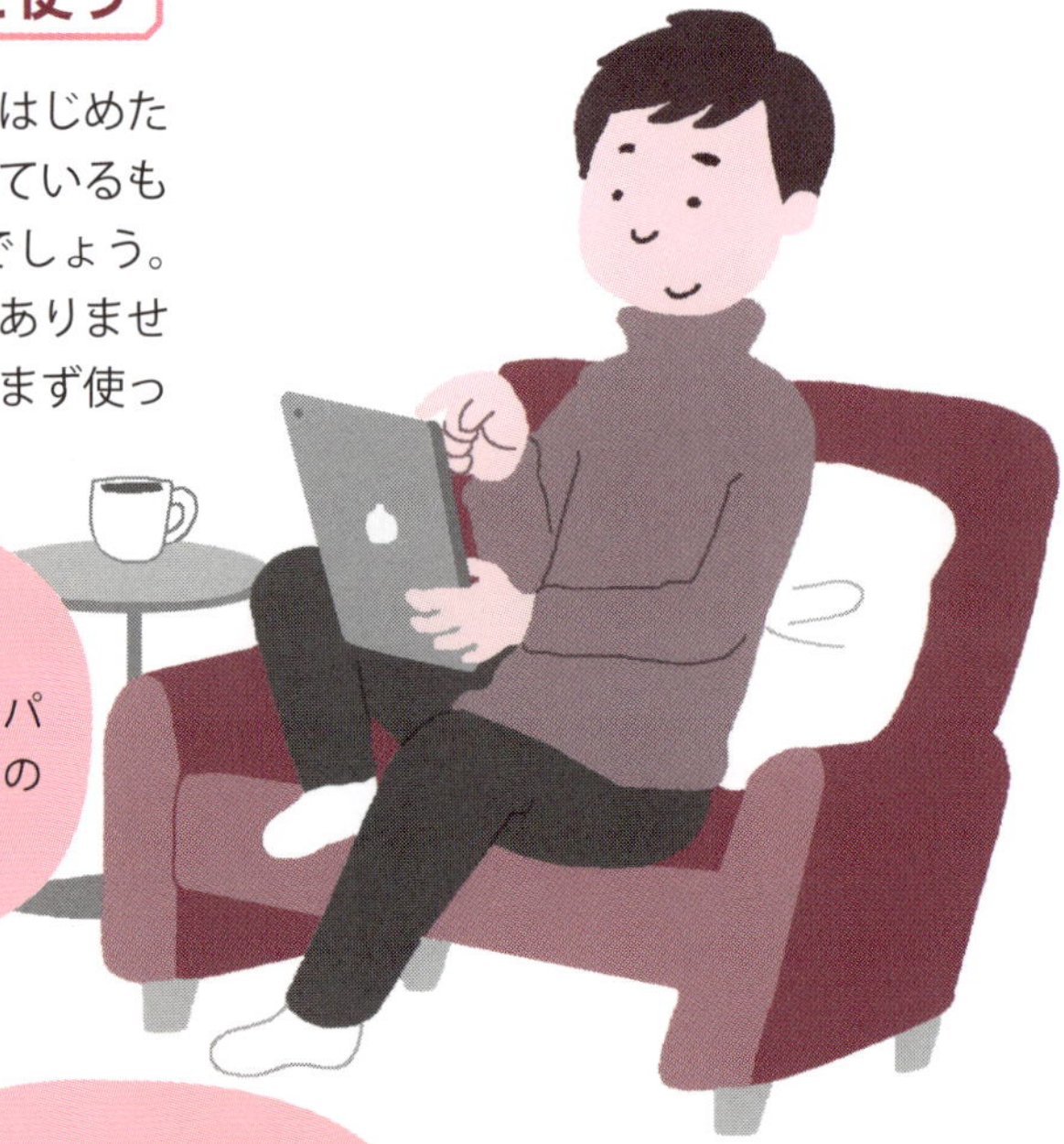

家庭でもともと使っているタブレットがあるなら、それを使えばよい

標準機能でできること

スマホやタブレットは平均的な機種であれば、以下のようなことが標準機能として備わっています。本書の第１章で解説した活用法は、これらの標準機能だけでもある程度、利用できるものです。まずはこれらの機能を使ってみましょう。

タイマー

所定の時間や時刻でタイマーをかける機能。タスク管理に活用できる
(39 ページ参照)

メモ

文字や絵を形にする機能。キーボード入力やフリック入力、手書き入力、音声入力など、多くの入力方法に対応している
(27・29 ページ参照)

カメラ

写真や動画を撮影する機能。板書などを記録することができる
(25・29 ページ参照)

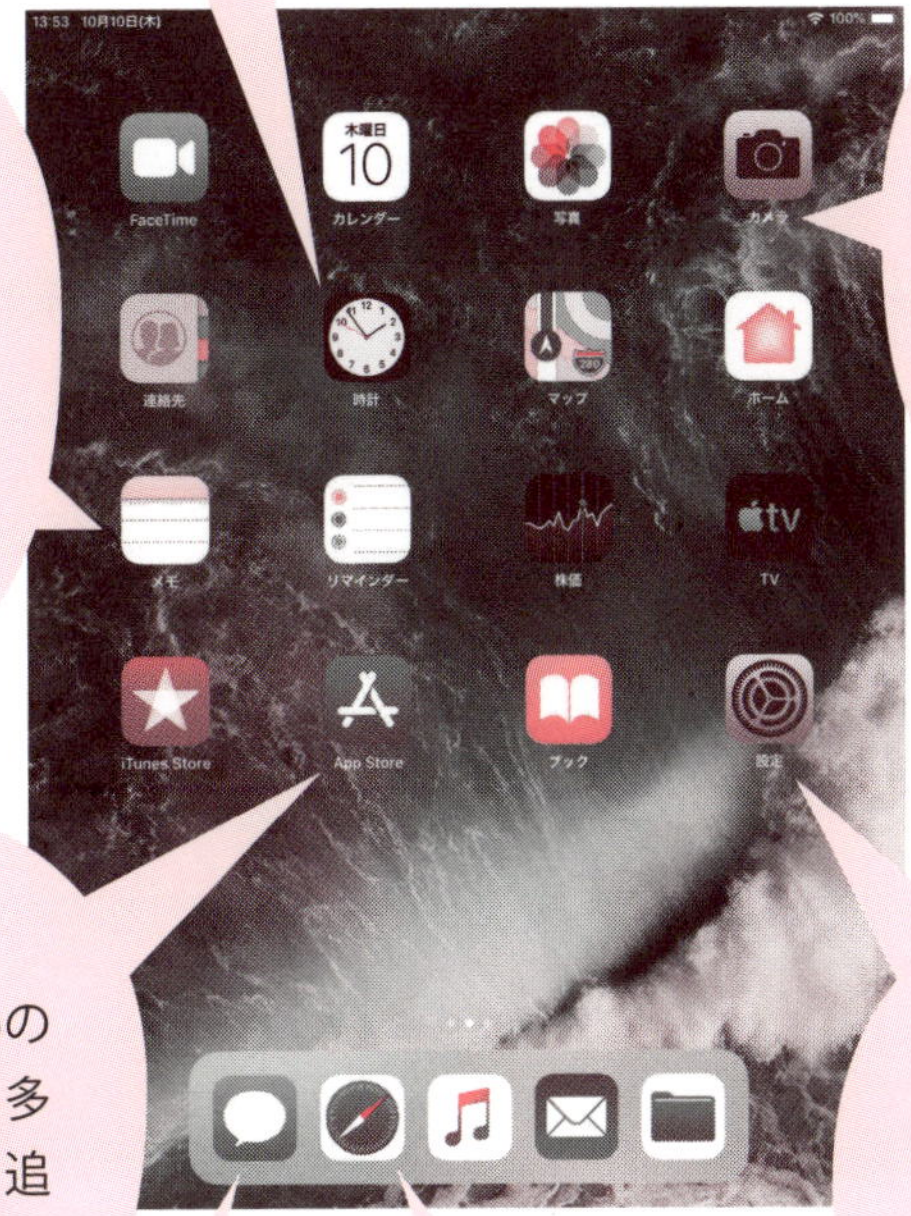

iPad の初期画面の例。とくにカスタマイズしなくても、標準機能として多くの機能を利用できる

アプリ

新規アプリを導入するためのストア機能。無料アプリも多い。標準機能以外の機能を追加することが簡単にできる
(31・33・35 ページなど参照)

設定

設定変更の機能。iPad の場合、文字の拡大や画面の色の変更、音声読み上げの利用などを設定できる
(23 ページ参照)

メッセージ

短文でのやりとりをする機能。キーボードや音声で文字を入力し、コミュニケーションをすることの練習に使える
(37 ページ参照)

インターネット

音声教材の入手、オンラインコミュニケーション、スケジュール管理などに利用できる
(25・37・39 ページ参照)

ツールを用意したら使い方のルールを決める

目的を決めて使う、ゲームには使わない

スマホやタブレットでは、ゲームで遊んだり動画をみたりすることも簡単にできます。目的を決めて使わないと、ただの遊び道具になってしまうことがあります。

目的を整理し、支援機器と遊びに使う機器を分けましょう。支援機器には必要なアプリだけを入れて、ゲームなどはダウンロードしないようにします。

また、多くのアプリが入っている場合でも、一部のアプリだけが利用できるように、設定を変更することもできます。機器の使用状況や子どもの年齢、理解度によっては、そのような使い方を検討するのもよいでしょう。

基本的に家族が管理する

スマホやタブレットなどのツールは、基本的に家族が管理しましょう。家族のものを、必要に応じて子どもに貸し出す形にします。

家族みんなで使っているもの

タブレットを家族全員で使っている場合には、それを支援に利用できる

家族が個人で使っているもの

家族の個人用のスマホなどを、子どもに一時的に貸すという形でもよい

家族が以前、使っていたもの

過去に使っていたスマホが残っている場合には、それを子ども用として活用できる

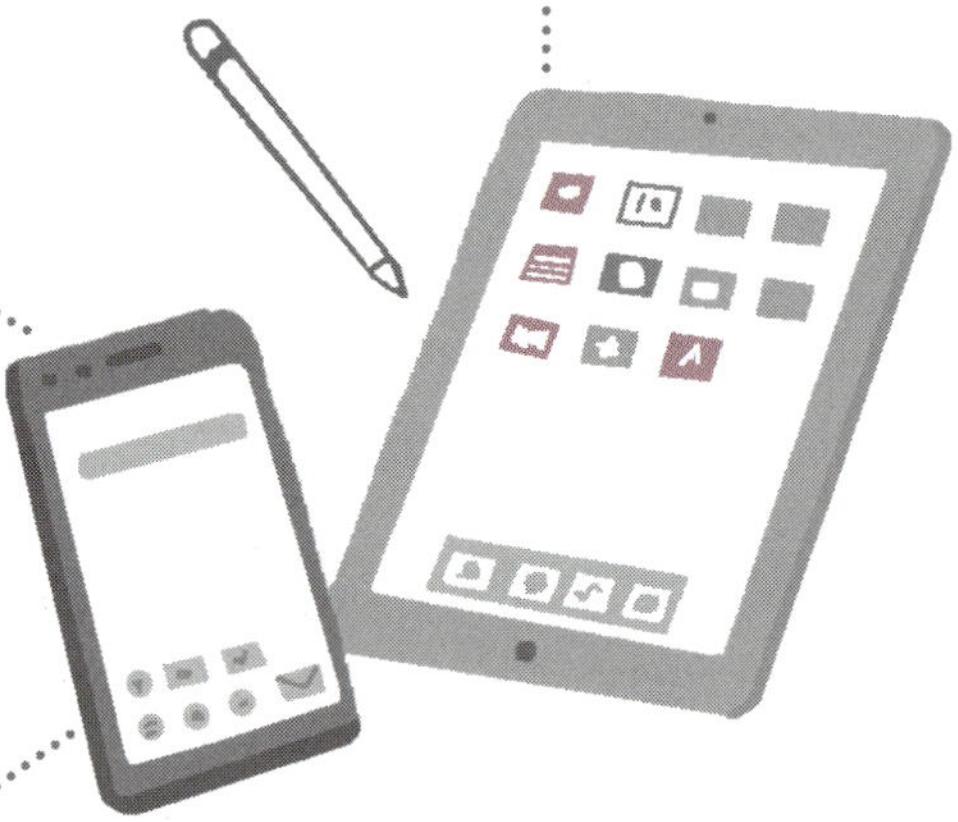

スマホやタブレットを機種変更する予定がある人は、いま使っているものを下取りに出さず、とっておくとよい

使う目的などをルール化する

スマホやタブレットには多様な機能があり、さらにアプリの追加で用途を拡大していくこともできます。しかし、用途を増やしすぎるとツールの使い方にブレが生じるので、使い方のルールを決めて、一定の目的に向けて使っていくようにしましょう。

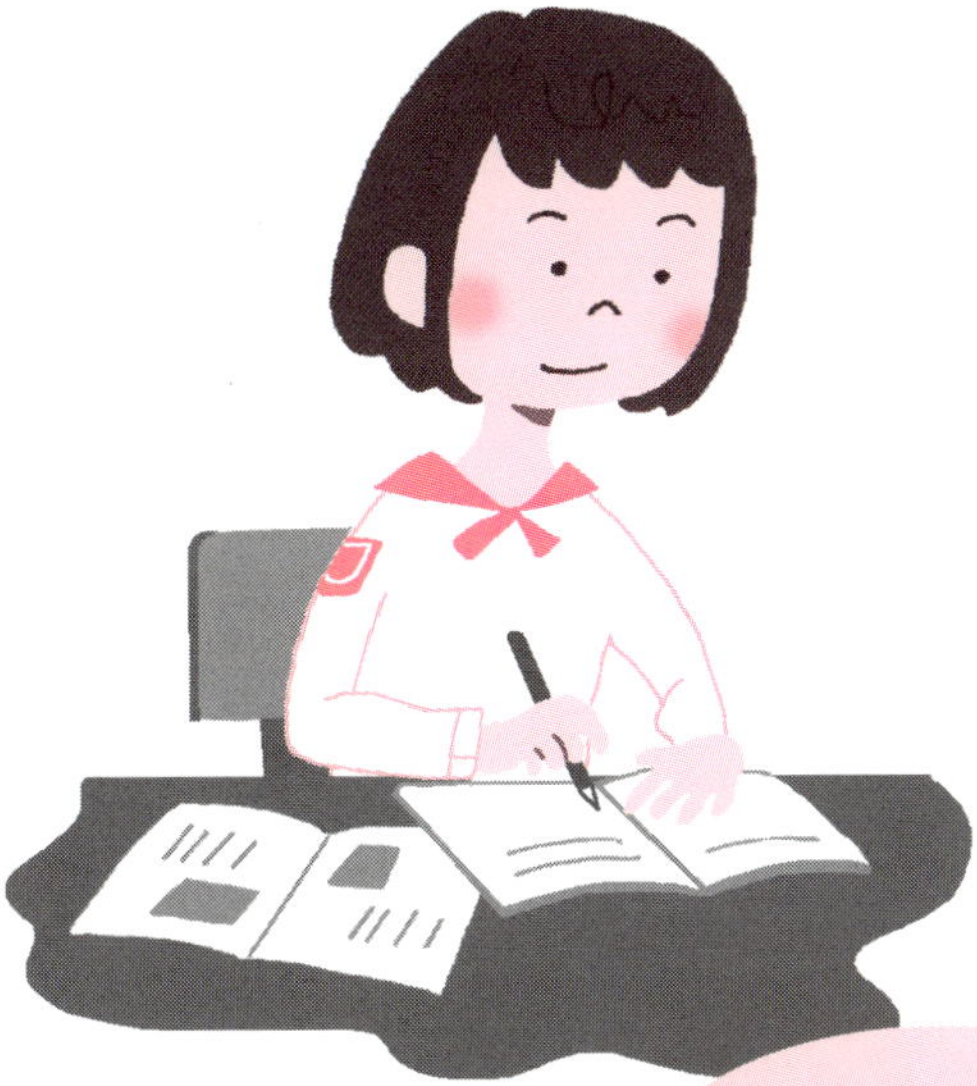

「読み書きは紙でおこない、予定の管理にタブレットを使う」など、子どもに合ったルールを考える

使う目的

読み書きや会話、予定の管理など、本人が「夢を叶えるために必要だ」と感じていることを使用目的にする

使う場所

最初は家族の目が届くところで使う。子どもが使い慣れ、年齢も上がってきたら、自室での使用を考慮する

使う金額

アカウントや金銭の管理は家族がおこなう。子どもは有料アプリを使いたくなったら、家族に相談する

子ども専用のものを購入したい場合は

家族の機器でいろいろと試してみて、実際に役立つことがわかってきたら、子ども専用の機器の購入も検討していきましょう。

機器をある程度使っていくと、本人も家族も、ちょうどいいサイズや用途に合った容量を理解できるようになってきます。その段階で購入するのがおすすめです。

実際にツールを使っている家庭では、試しはじめてから一〜二年後に子ども専用のものを購入するケースが、よくみられます。

「子どもが片手で持てるサイズ」に。ただし、重くても大画面を希望する子もいる

「OS はなんでもよい」が、家族の機器とそろえれば、操作方法を教えやすくなる

「容量は中くらい」に。最低限の容量では写真などを十分に保存できない場合がある

衝撃を吸収する「EVA 素材のカバー」をつけると、落としても壊れにくくなる

家庭で使う

小学一年生になれば、もう十分に使える

苦手意識が出てきたら使ったほうがよい

子どもに読み書きなどへの苦手意識がみられるようになったら、その子が自信を失ってしまう前にツールを使いはじめましょう。

ただし、最初から勉強などに活用しようとすると、子どもは嫌がります。また、長い間「ほかの子と同じようにがんばろう」と言われて育ってきた子は、「人と違う方法」を試すことに拒否反応を示す場合があります。

最初はツールが便利だということを、日常生活のなかでみせていきましょう。世の中にはいろいろなやり方があり、それを子ども自身も使えるのだということを、少しずつ伝えていってください。

使いはじめる時期の目安

子どもは小学生くらいになると、スマホやタブレットなどのツールを十分に使えるようになります。小学校入学以降で、子どもの生活や学習に困りごとが増えてきたときに、ツールを使いはじめるとよいでしょう。

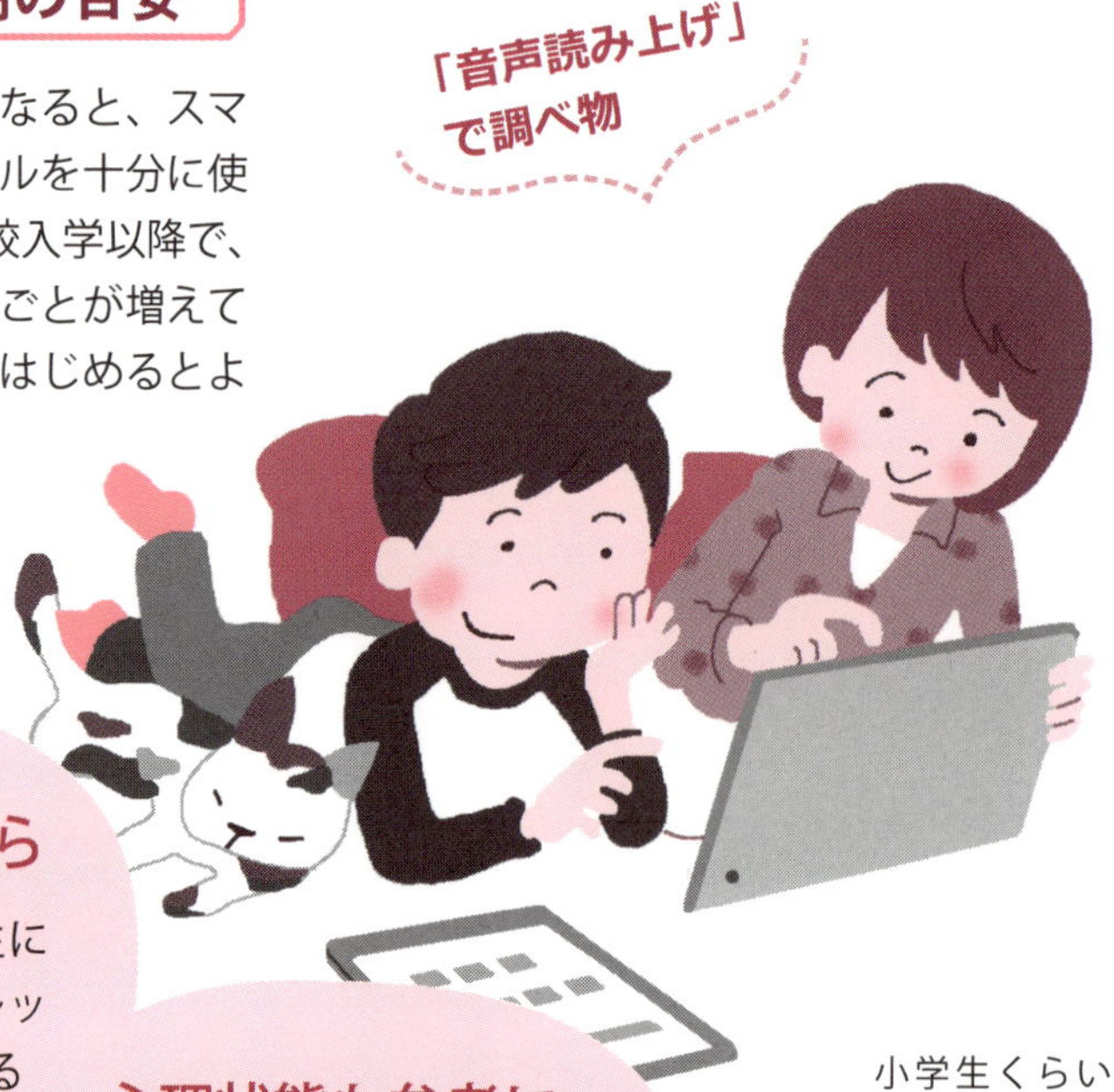

年齢的には小１から

個人差はあるが、小学生になれば、スマホやタブレットの基本的な機能は使える

心理状態も参考に

自信や劣等感など、本人の心理状態も参考に。年齢にかかわらず、意欲を失う前に支援をはじめたい

小学生くらいになれば、インターネットの情報を「音声読み上げ」で読み、調べ物をすることなどができる

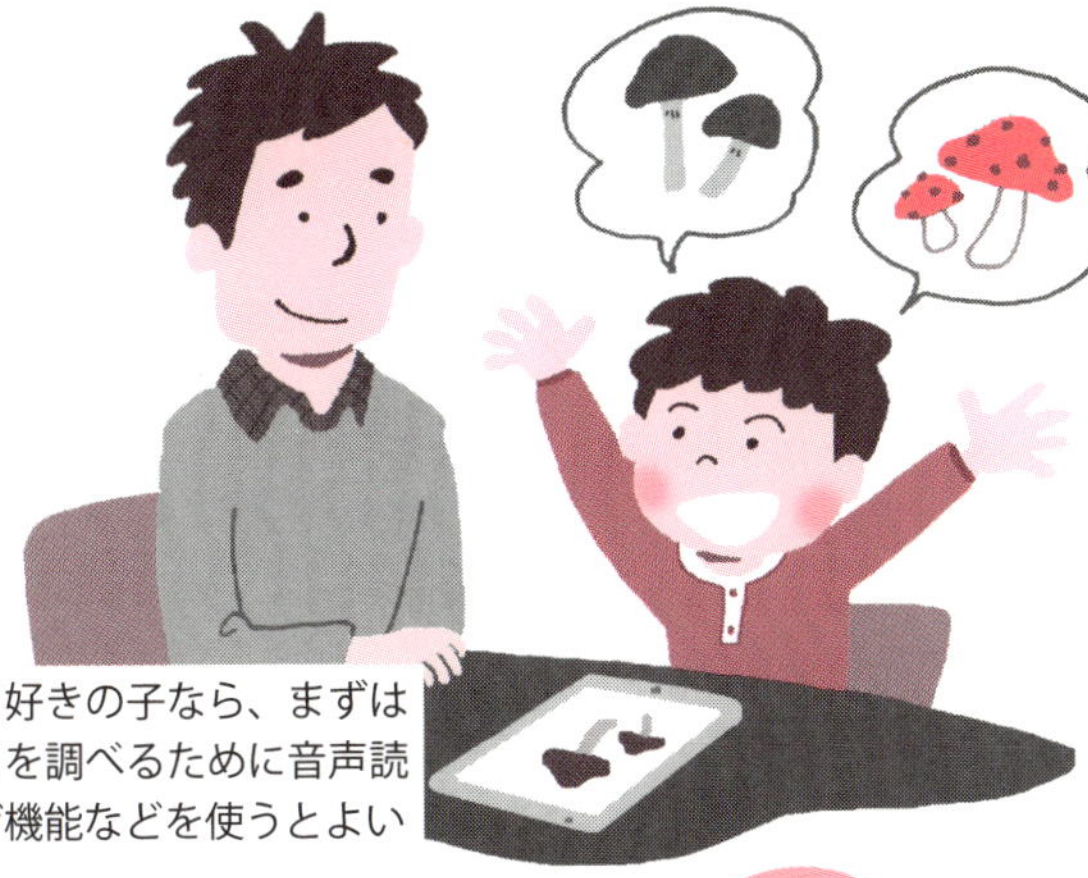

きのこ好きの子なら、まずはきのこを調べるために音声読み上げ機能などを使うとよい

最初は勉強以外のことから

本書の第１章では、ツールを使って読み書きや計算などをする方法を紹介しました。しかし、最初からそれらの勉強法を教えようとすると、子どもは大抵、嫌がります。最初は日常生活のなかで、身近なことにツールを使ってみましょう。

○ 「便利なもの」ということを伝える

音声読み上げ機能などの多様な機能を、家族が勉強以外のことで使ってみせる。そして、子どもにも「使っていいよ」と伝える

- インターネットの情報を「音声読み上げ」
- 「音声入力」した買い物のメモをメッセンジャーアプリで送信

↓

子どもは「おもしろそう」と感じたら、自分で試しはじめる。好きなことにツールを使って、機能を自然に覚えていく

↓

家族は習い事の予定管理などにもツールを活用する。使用範囲を広げていく

× 「便利な方法」を教えこもうとする

読み書きなどが苦手な子に、ツールを使って学習することを一方的に教えこもうとすると、うまくいかない場合が多い

- 教科書を「音声読み上げ」で読ませる
- 作文をとにかくタブレットで書かせる

↓

ただ方法を教えるだけでは、子どもにとってはほかの練習法と変わらない。「やってみたい」というモチベーションが生まれない

↓

子どもはツールが役立つものだということを知らないまま、ツールを使わなくなってしまう

家庭で使う

宿題に使いながら役立つものを選んでいく

宿題にかかる時間や苦労が減る

　子どもに「スマホやタブレットは便利」ということを示せたら、今度はその利便性を、もっと実践的に伝えていきましょう。といっても、説明するだけではなかなか伝わりません。子ども本人に実感してもらうのがいちばんです。

　そこで、宿題を利用します。読み書きや会話などが苦手な子は大抵、宿題に苦労しています。「宿題にもツールを使ってみたら？」と提案してみてください。

　ツールの利用が合ってきた子の場合、宿題にかかる時間や苦労が減ります。子どもは宿題を通じて「ツールを使えば、自分にもできる」と実感するのです。

本人が使いたいように使う

　家族は、ツールの使用環境を整えたら、あとのことは子どもにまかせましょう。子ども本人が、家庭のルールのなかでツールをどう使うのか、自分で考え、自分で決めて、活用していきます。

書き写すことが苦手な子は、メモしたいことを**アプリで「撮影」**するようになる

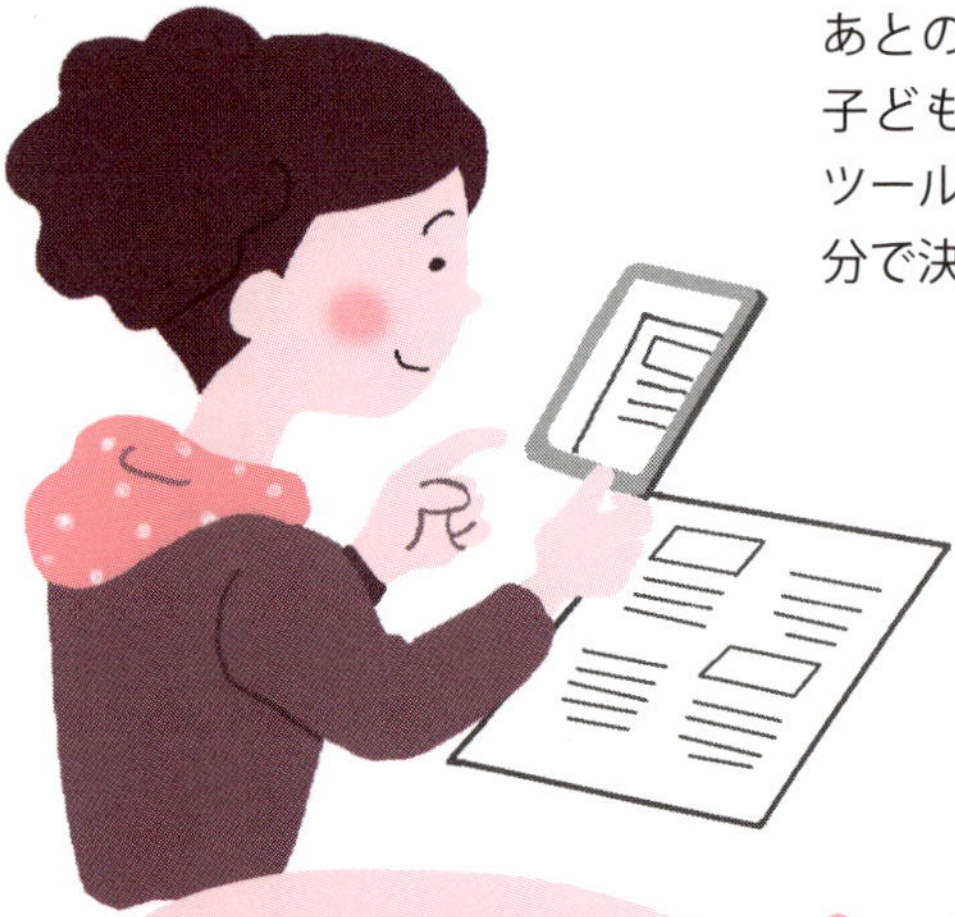

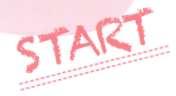

START

本人がツールを使う

59ページで解説したように、子どもが日常生活のなかで、音声読み上げ機能などを使う

使う場面が増える

本人にとって便利な機能があれば、ツールを使う場面が自然に増えていく。家族は引き続き機能などを紹介する

POINT

夏休みの宿題がチャンスに

夏休みには、読書感想文や自由研究などの複雑な宿題が出されます。それらの宿題にツールを使ってみると、前年よりも簡単にできる場合が多いので、子どもにとっては効果を実感するチャンスとなります。

漢字の学習では部首や用例などを**「ノートアプリ」**で書いて提出する

「音声読み上げ」も活用して本の内容を理解し、読書感想文を書く

計算問題では**「筆算支援アプリ」**で入力した結果を印刷して提出する

日記を**「キーボード入力」「音声入力」**で書いて印刷し、提出する

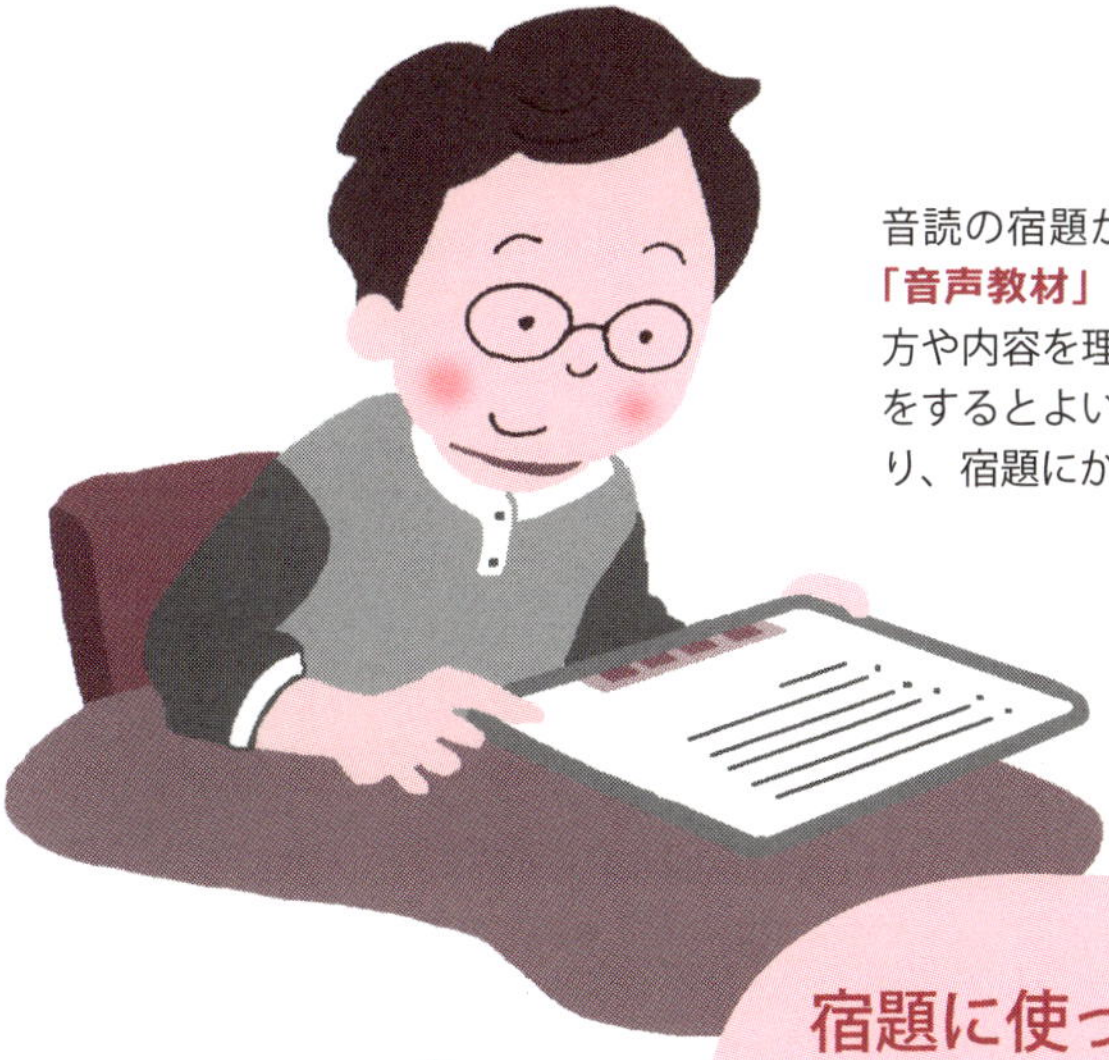

音読の宿題が苦手な場合は、**「音声教材」**を使って、読み方や内容を理解してから音読をするとよい。読みやすくなり、宿題にかかる苦労が減る

宿題に使ってみる

本人がツールの利用に慣れてきたら、家族から「宿題もそれでやってみたら？」と提案する

効果を実感できる

ツールを使うと宿題をするのが楽になる場合が多い。本人がツールの効果をあらためて実感できる

効果を実感できるようになったら、ツールの利用をさらに進めていく（次ページへ）

家庭で使う

本人が活用法を自分で説明できるようにする

使い方や効果を本人が理解していく

子どもはツールが自分にとって役立つものだと感じると、生活のさまざまな場面で、ツールを積極的に使うようになります。

そして、自分の特徴やツールを使う理由を、自分自身でよく理解できるようになっていきます。

その段階になったら、家族は子どもに「人は誰でも、困難を解消するためにツールなどを使う権利をもっている」ということを伝えていきましょう。

自分の困難や対処法を、人に説明できるようにしていくことが、自分の権利を守ることにつながります。それを少しずつ、子どもに伝えていってください。

ツールを積極的に使うように

子どもにとってツールが便利なものであれば、その子はツールを積極的に使うようになっていきます。生活から宿題、そして学習全般へと、本人が必要に応じて、自分で使う場面を広げていきます。

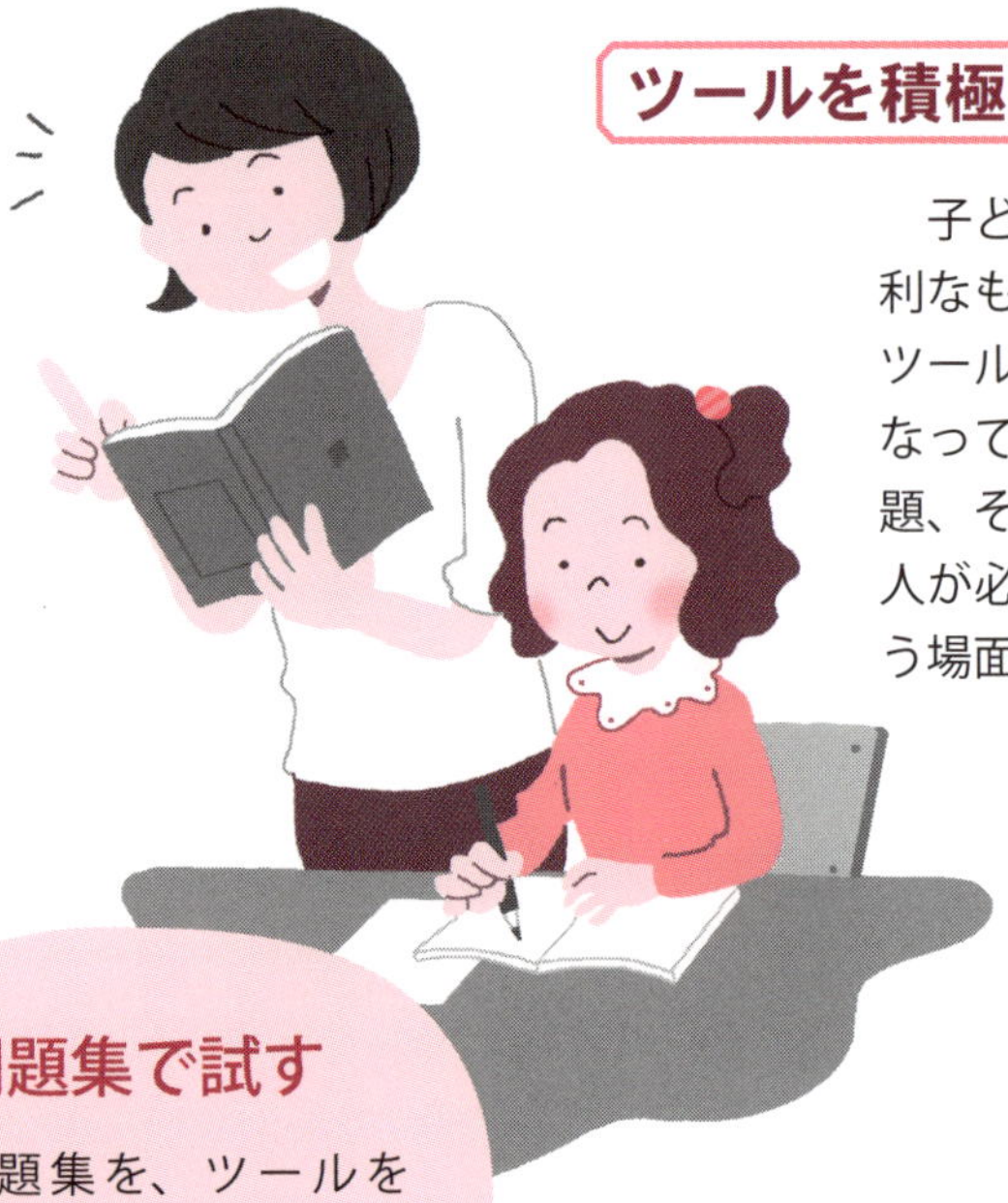

本人が自分で問題を読んだ場合と、家族の代読や**「音声読み上げ」**の場合で、正答率を比べてみる

実践を重ねていく

宿題や家庭学習で、ツールを使う。家族は役に立ちそうな機能やアプリを紹介する

効果を実感できるようになってから（前ページ参照）実践を広げていく

問題集で試す

問題集を、ツールを使って解いてみる。過去のテストで試してみるのもよい

「音声入力」で作文

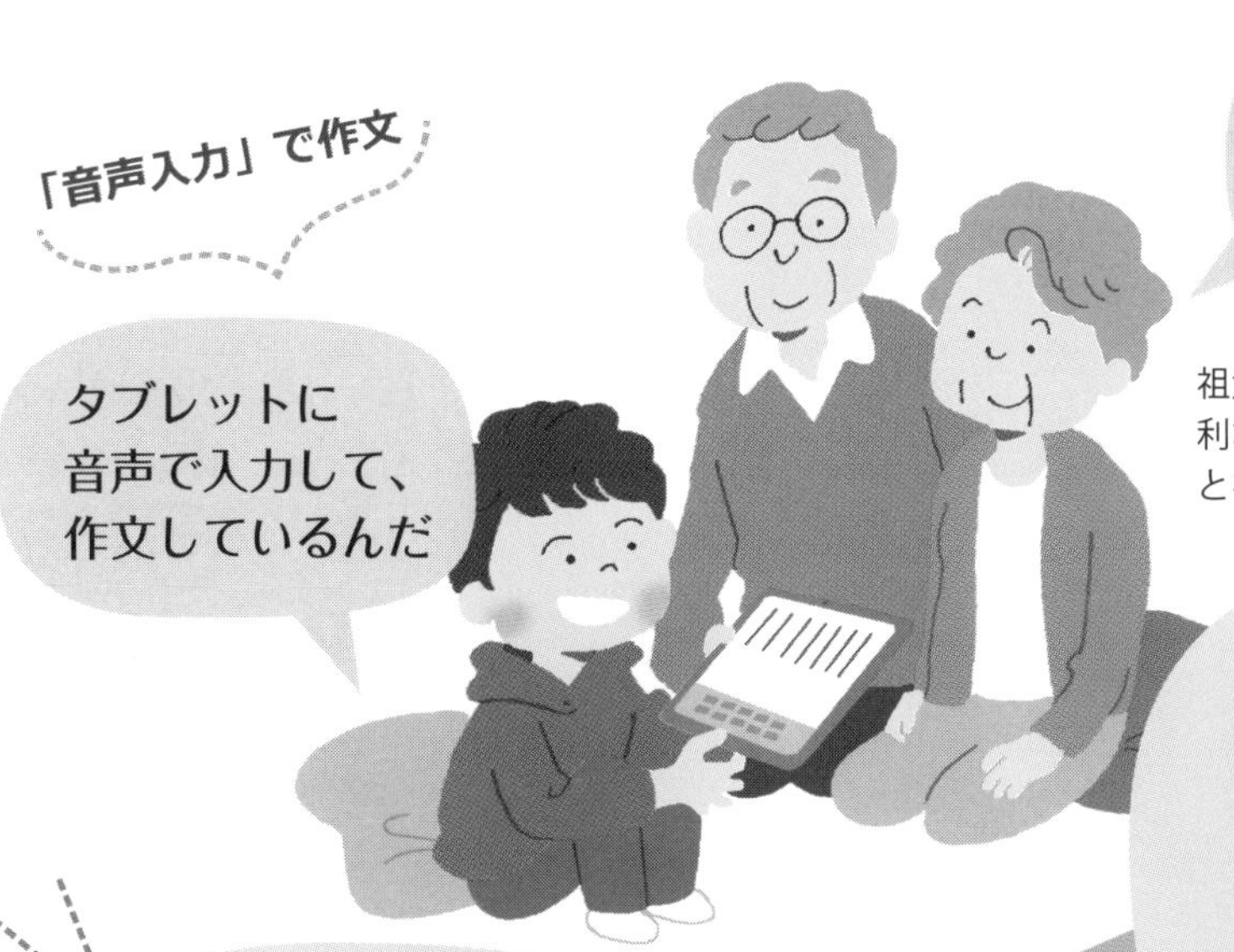
タブレットに音声で入力して、作文しているんだ
そんなことができるんだ。すごいね〜

祖父母などにタブレットの便利な使い方や自分が学んだことを、伝えられるようになる

本人の意欲が強くなる

「ツールを使うと、できることが増える」ということを感じると、子どもの生活や学習への意欲が強くなる

人に言えるようになる

子どもはツールを積極的に使うようになり、家族や友達にもそれを言えるようになっていく

POINT

ツール活用は道具への依存？

　ツールの活用を、道具がなければなにもできない「ツール依存」だと感じる人もいるかもしれません。しかし、それはツール利用が必須ではない人の、かたよった見方ではないでしょうか。子どもたちはツールの活用によって、自分にできることを知り、自立していきます。道具に依存していくわけではありません。

支援の鉄則 3

子どもの自己選択・自己決定をうながす

　本書では、子どもが自分でツールを使うことを、繰り返し強調しています。ツールを活用する権利は子どものものであり、家族や先生のものではないからです。

　子どもがいつか、学校や地域でツールを使いたいと考えたときには、自分でその権利を主張し、人と交渉することが大切になります。そのときのために、日頃から子どもが自己選択・自己決定できる機会をつくっていってください。

よくある質問

あまり活用されず、遊び道具になってしまったら

Q 子どもにタブレットを渡してもネットや動画をみてばかりで、遊んでしまいます。どうすれば学習に活用できますか？

A とことん遊ばせることも学習につながります

遊びにもいろいろあります。子どもが動画やゲームで、ただひまつぶしをしているだけなら、それは止めましょう。ツールの使用目的に合っていないからです。目的のないひまつぶしでは、その子の夢や目標の実現、社会参加にはつながっていきません。

しかし、遊びにみえても、本人の実現したいことに近づくための遊びなら、止める必要はありません。たとえば虫を好きな子が、珍しい虫のことを学ぶために動画をみている場合、それは遊びでもあり、学びでもあります。

そんなとき、好きなことをとことんやらせておけば、子どもはものを読むことや考えること、書くこと、つくることなどを、自然に身につけていくものです。

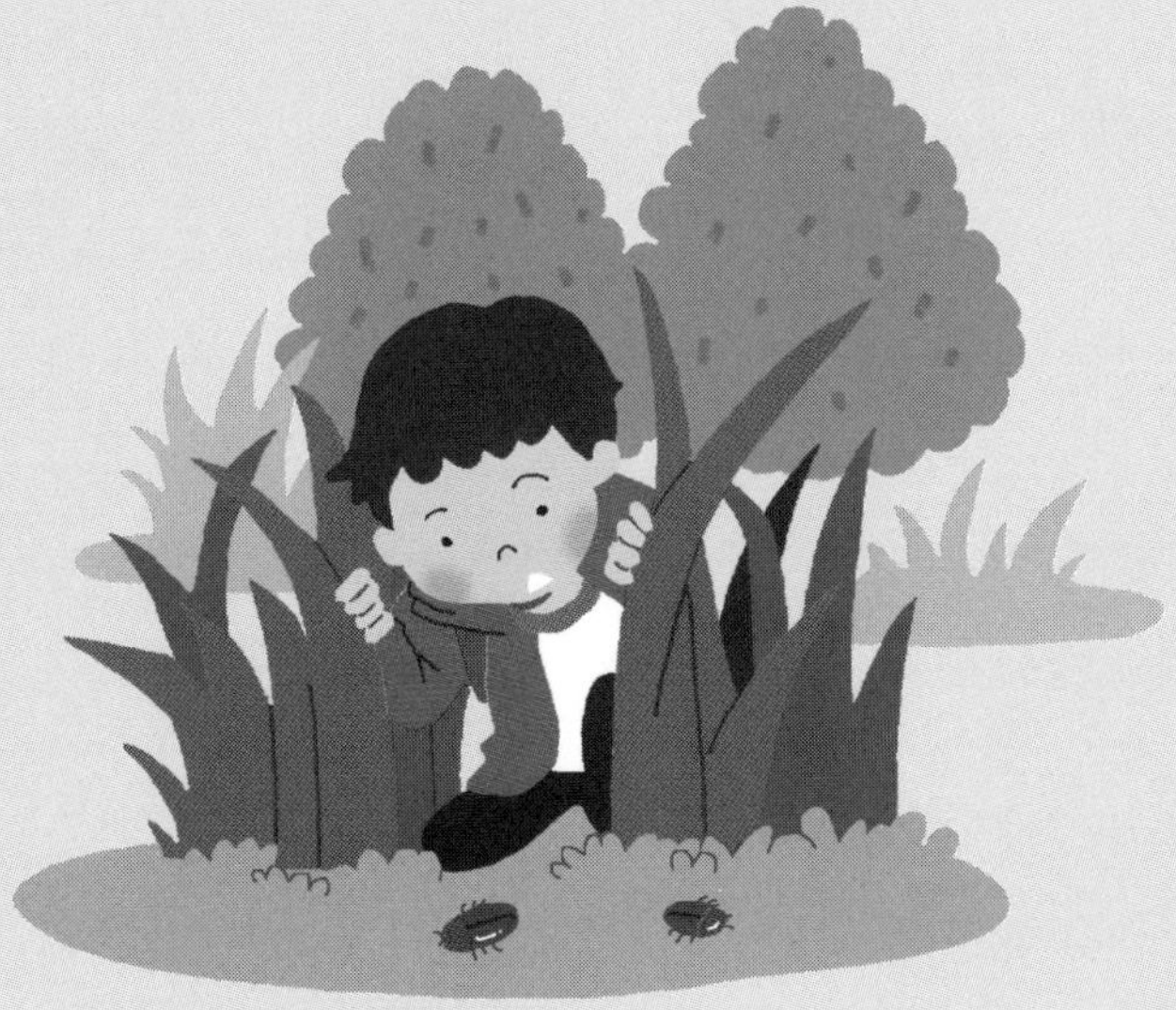

虫が好きで、虫のことならなんでも知りたいという子は、そのためにツールの使い方を身につけていく

Q 低年齢のうちにスマホを使わせたら、漢字などの基礎が学べないように感じます。本当に小学生から使ってもよいのでしょうか？

A むしろ基礎を学ぶことの役に立ちます

スマホを使うのは、読み書きなどが苦手で、通常のやり方では基礎学習が困難な子です。「教科書の音読」や「漢字の書きとり」といった反復練習などでは基礎を身につけられないから、別の方法で学ぼうとしているのです。

そういう子にとって、スマホを使うことは、学習の妨げになどならず、むしろ基礎学習の役に立ちます。検索や変換などの機能を使って漢字を扱いやすくなり、学びやすくなるからです。基礎を学ぶために、ツールの活用をはじめてください。

Q インターネットを活用するのはよいのですが、子どもがよくない情報や危険なものにふれてしまうこともあるのでは？

A ネットの安全性を教える機会にもなります

どんな道具にも、よい面と悪い面があります。「少しでも危険なものは使わない」「変な遊びを覚えてほしくない」という考え方では、子どもに役立つツールを提供できなくなっていきます。

インターネットには確かに危険性があり、小学生のうちから自由に使えるかといえば、そうではありません。しかし、子どもはいずれインターネットを使うようになります。ツールの活用をネット利用のよい機会としてとらえ、将来に向けて、子どもに適切な使い方を教えていきましょう。

家族が管理している機器を使って、機能や用途を限定して使っていくとよいでしょう。いっしょに利用しながら、ネットでの情報収集の仕方、利用時間の目安、アカウントやパスワードの管理、SNSの注意点、有害サイトの存在、ウイルス対策などを伝えていってください。

中学生くらいになれば、教えなくてもインターネットをどんどん使うようになる。その前に安全な使い方を教えておこう

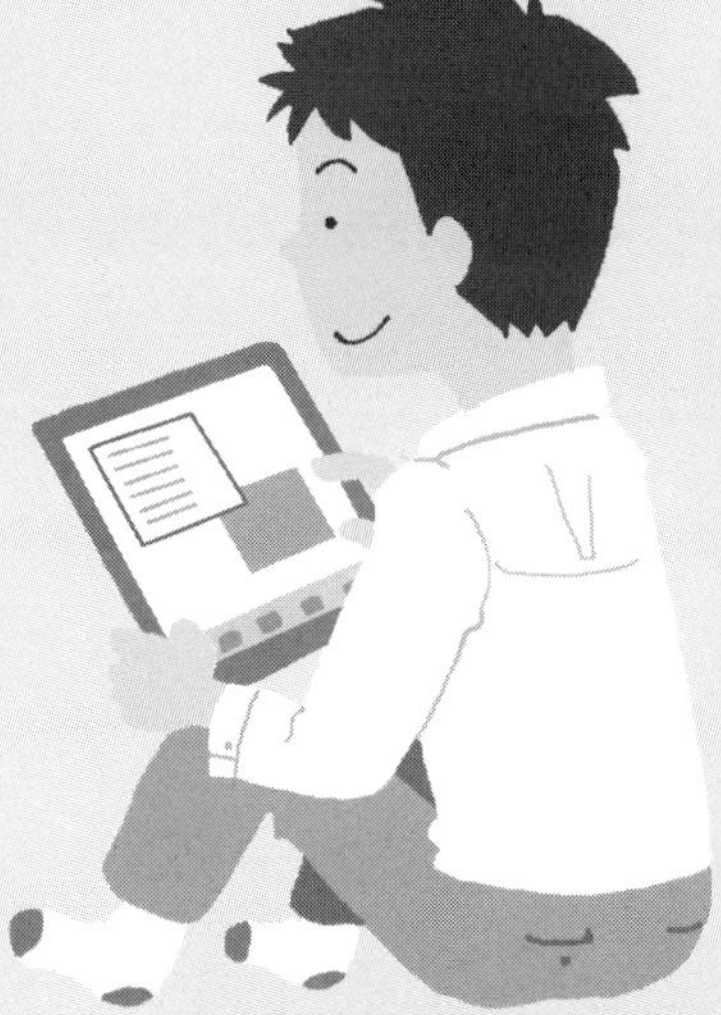

COLUMN

本人が自己決定を学べるプログラム「DO-IT《ドゥイット》 Japan」

毎年開催されている支援プログラム

「DO-IT Japan」という、障害のある人の進学や就労、社会参加を支援するプログラムがあります。もとはアメリカ・ワシントン大学のとりくみで、日本では東京大学先端科学技術研究センターが中心となって、実施しています。

このプログラムは、障害のある人に多様な価値観やテクノロジーの活用法などを伝え、社会でリーダーシップを発揮できるように養成していくものです。

主な活動として数日間の夏季プログラムがありますが、そこでスタッフは本人の自己決定を大事にしています。プログラムでは講義や交流の機会があり、参加者はとくに指示を受けず、自分でなにを学ぶかを自分で決め、活動します。

参加者はDO-ITへの参加を通じて、障害をどう理解し、どう生活していくかを、自分自身で決めていくようになっていきます。

DO-IT Japan

障害のある人のなかから将来のリーダーを養成するプログラム。2007年から実施され、2019年現在で総参加者は147名（そのうち大学進学90名、就職28名）。ウェブサイト（https://doit-japan.org）にこれまでの報告や今後の予定が掲載されている

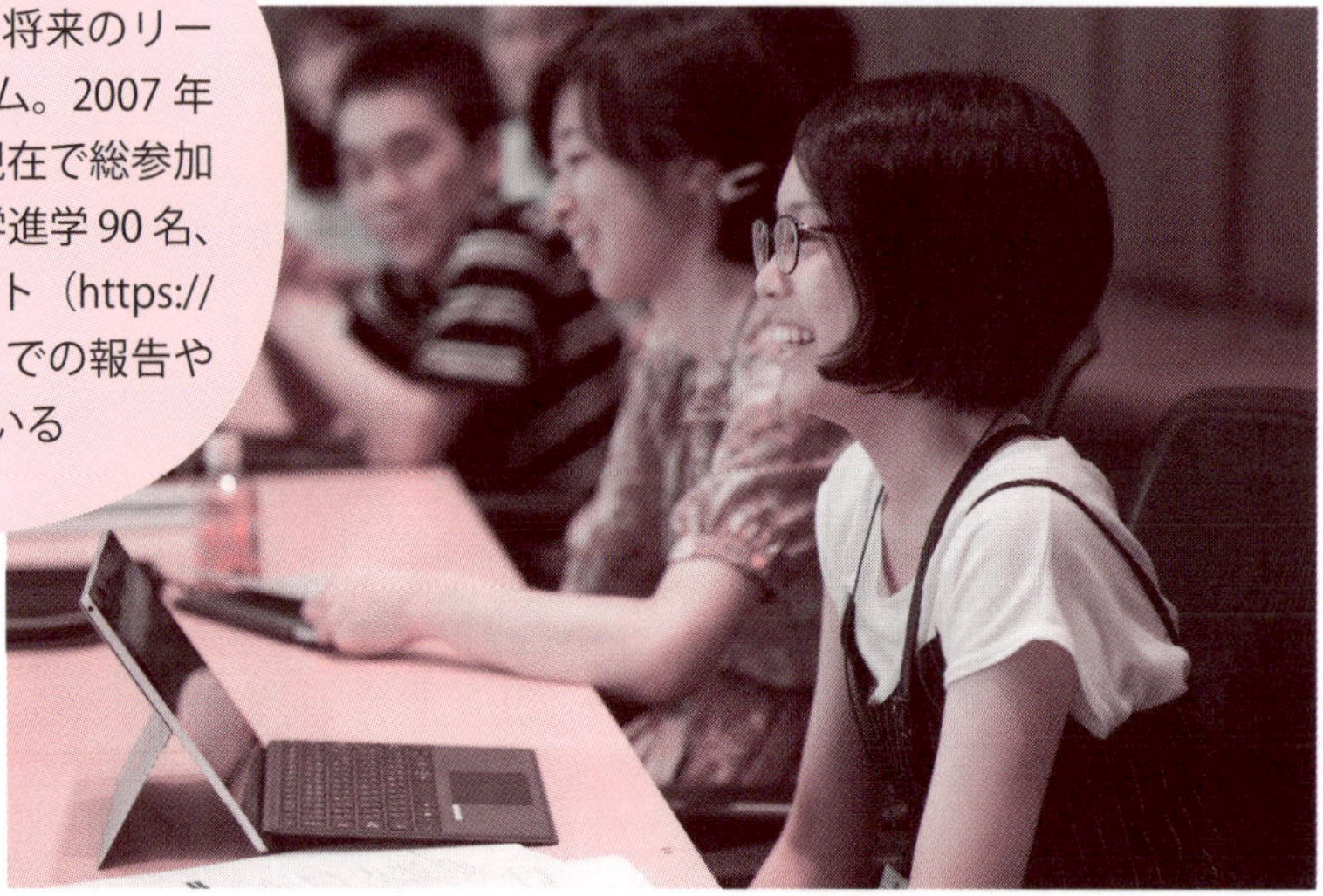

参加者は主にテクノロジーを使いながら講義などに参加し、障害への理解や社会参加の方法を知る

4

授業やテストにも使っていこう！

子どもが家庭でツール活用の効果を実感し、
学校でも同じように使いたいと希望した場合には、
ツールの使用を学校の先生と相談しましょう。
「合理的配慮」として、スマホやタブレットなどを
学校に持ちこめるようになることがあります。

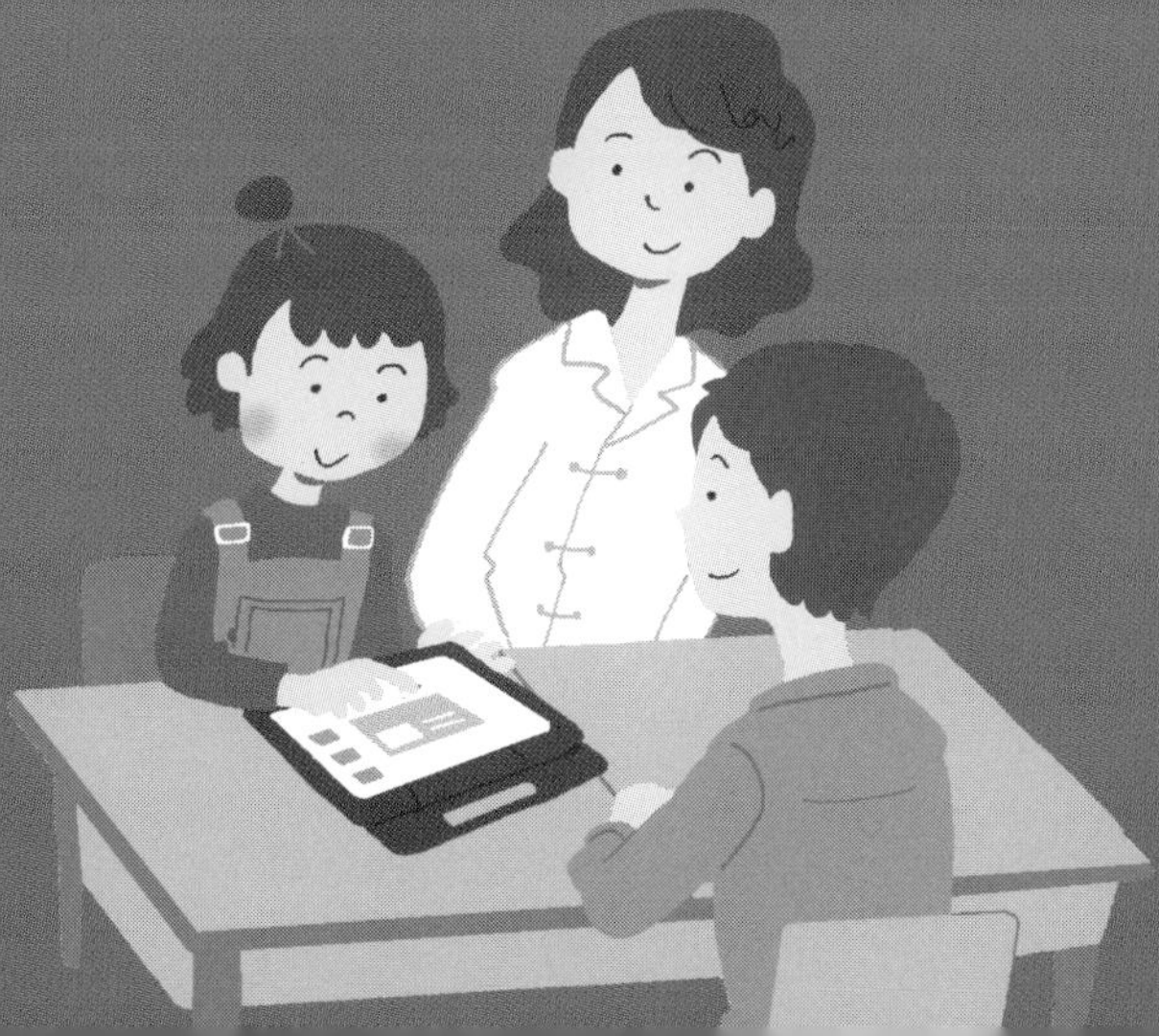

事例紹介

タブレットの持ちこみを自分で学校と交渉したCさん

プロフィール

Cさんは現在、小学5年生の男子です。小学3年生のとき、読み書きに時間がかかりすぎて授業や宿題に困難が生じるようになり、専門家に相談しはじめました。

1　Cさんと家族は読み書きの困難を大学の相談室で、専門家に相談しました。読み書き評価（49ページ参照）を受けてみると、読み速度が154.0字／分（小3の平均は286.1字／分）、書き速度が9.0字／分（小3の平均20.8字／分）となりました。

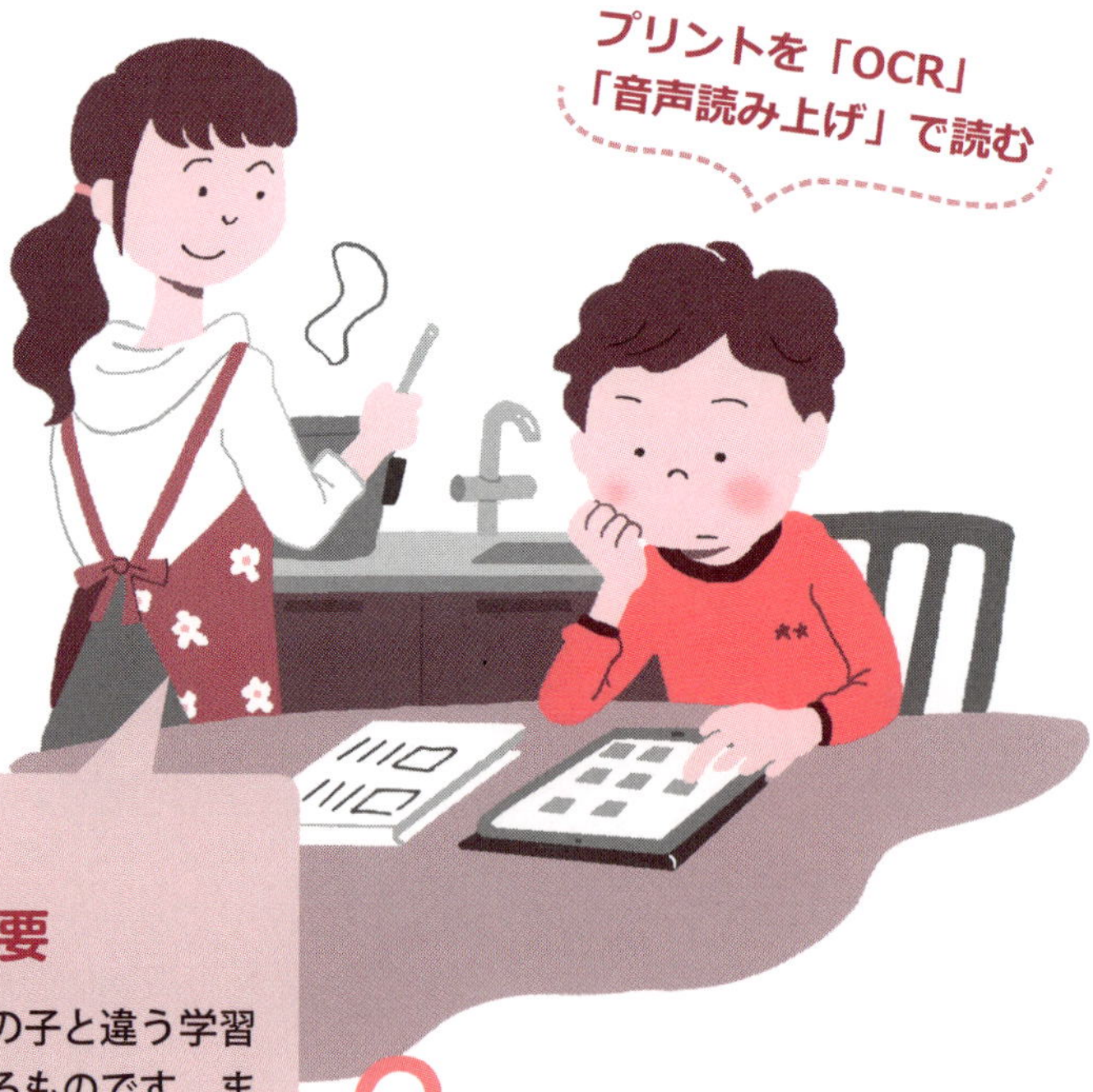

プリントを「OCR」でテキストデータにして、「音声読み上げ」で読むようにしたら、宿題をする時間が劇的に減った

POINT

子どもには心の準備が必要

子どもは、ほかの子と違う学習法を、最初は嫌がるものです。まずは家庭でツールを補助的に利用しましょう。子どもが自分のこと、ツールのことをゆっくり考え、理解していけるように、心の準備の期間をとってください。

2　Cさんと家族は専門家のすすめで、タブレットの活用をはじめました。家庭では文章を音声読み上げで読み、音声入力で書くようにしました。

3

やがてCさんは、学校でもツールを使いたいと考えはじめました。専門家に学校との相談の仕方を聞いて準備を整え、小4の夏休みに、家族とともに学校へ相談に行きました。

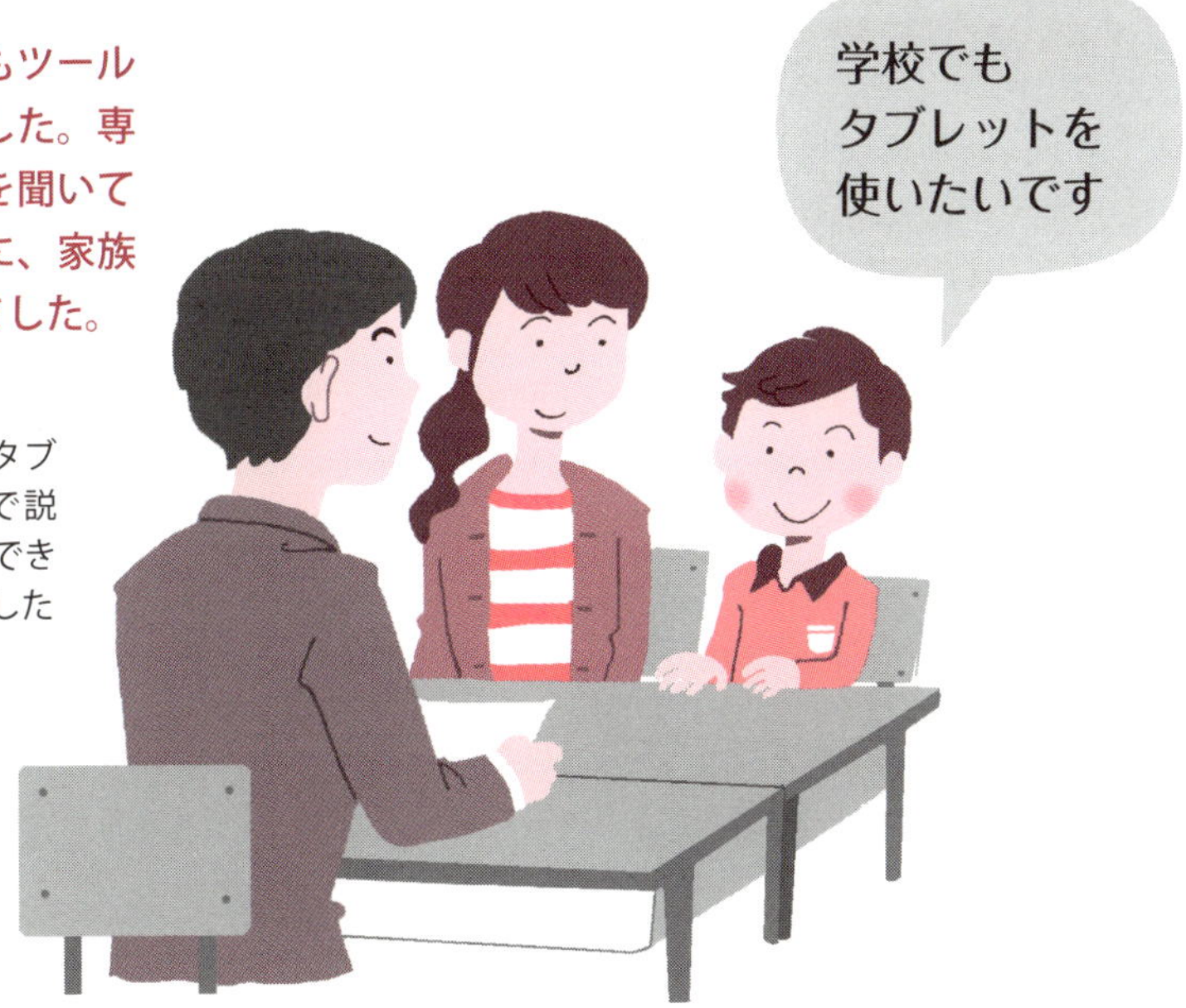
学校でも
タブレットを
使いたいです

Cさんは担任の先生に、タブレットの使い方を自分で説明。学校でできること、できないことを、先生と相談した

4

交渉の結果、音声教材の使用や板書の撮影、文字のキーボード入力が「合理的配慮」（72ページ参照）として認められました。担任の先生がそれをクラスに説明してくれました。Cさんはそれ以来、学校でタブレットを使って学習しています。

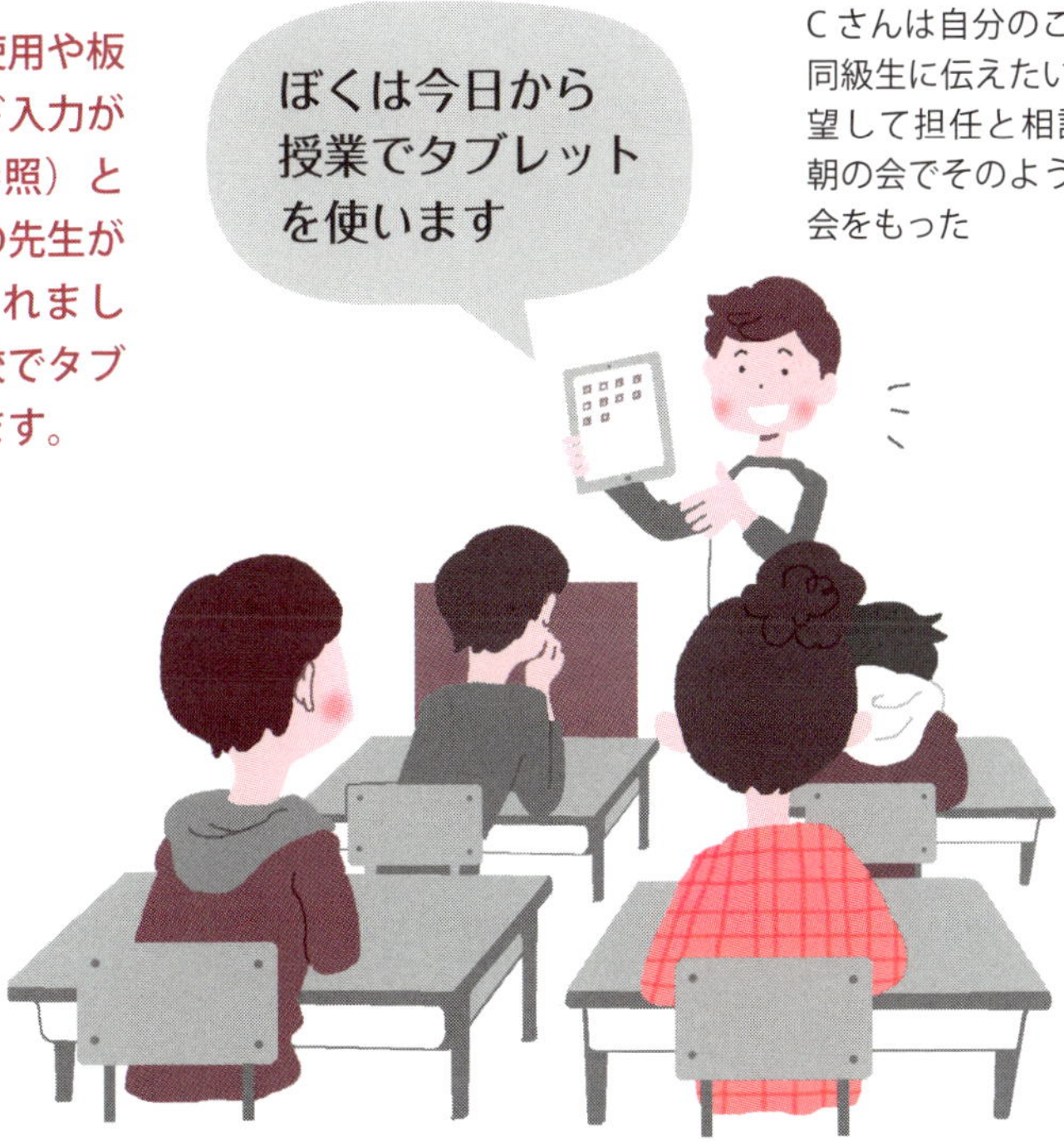
ぼくは今日から
授業でタブレット
を使います

Cさんは自分のことを同級生に伝えたいと希望して担任と相談し、朝の会でそのような機会をもった

先生からひとこと

Cさんはツールを使えば「宿題が簡単にできる」と感じ、学校でも使いたいと考えて、自分から学校に相談しました。学校でツールを使うためには、Cさんのように自ら希望することが大切です。

ツールを学校へ

本人・家族が、学校に相談するときの流れ

本人が学校へ希望を伝える

子どもが家庭で読み書きや会話などにツールを活用していて、学校でも同じように使いたいと望んでいる場合には、その希望を学校に伝えてみましょう。

本人と家族から担任の先生に連絡し、学校と相談する機会をもってください。担任だけでなく、特別支援教育コーディネーターが相談に参加することもあります。全員で、ツールの利用について、建設的に話し合っていきましょう。

学校側は相談後、ツール使用の可否を検討します。現在は、ツールの利用が「合理的配慮」（七二ページ参照）になるかどうかを判断することが多くなっています。

相談から持ちこみまで

ツールを学校に持ちこみたい場合には、本人・家族から学校に相談しましょう。本人・家族・学校の先生が何度も会って相談し、状況や設備環境、ツールの使い方などを確認していきます。最終的に、ツールの活用が必要だと決まったら、必要な手続きをおこないます。

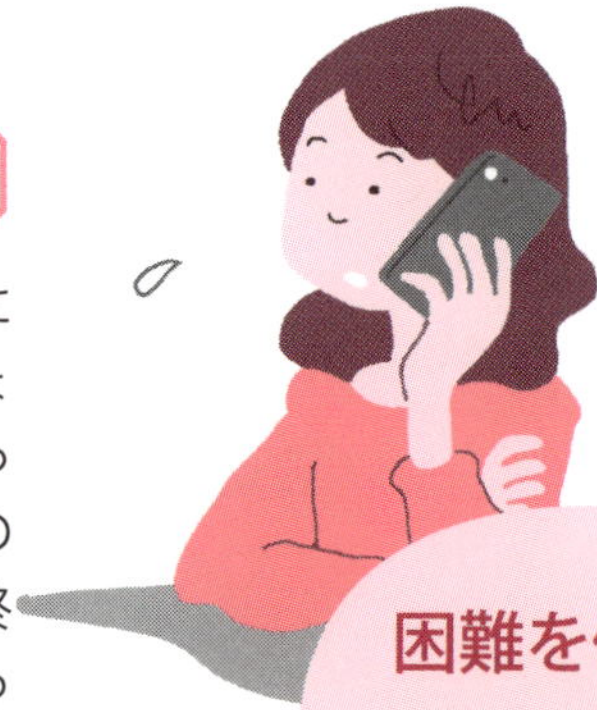

まずは家族が学校の先生に連絡し、相談したいということを伝える

困難を伝える

通常の方法では学習しづらいということを、本人・家族から学校に伝える

状況の確認

本人・家族・学校で状況を確認する。必要に応じて診断や検査結果なども参考にして、学習面の困難を具体的に共有する（73ページ参照）

学習全般の相談

三者で話し合い、学習方法や指導方法の調整、特別支援教育やツールの利用などを検討する

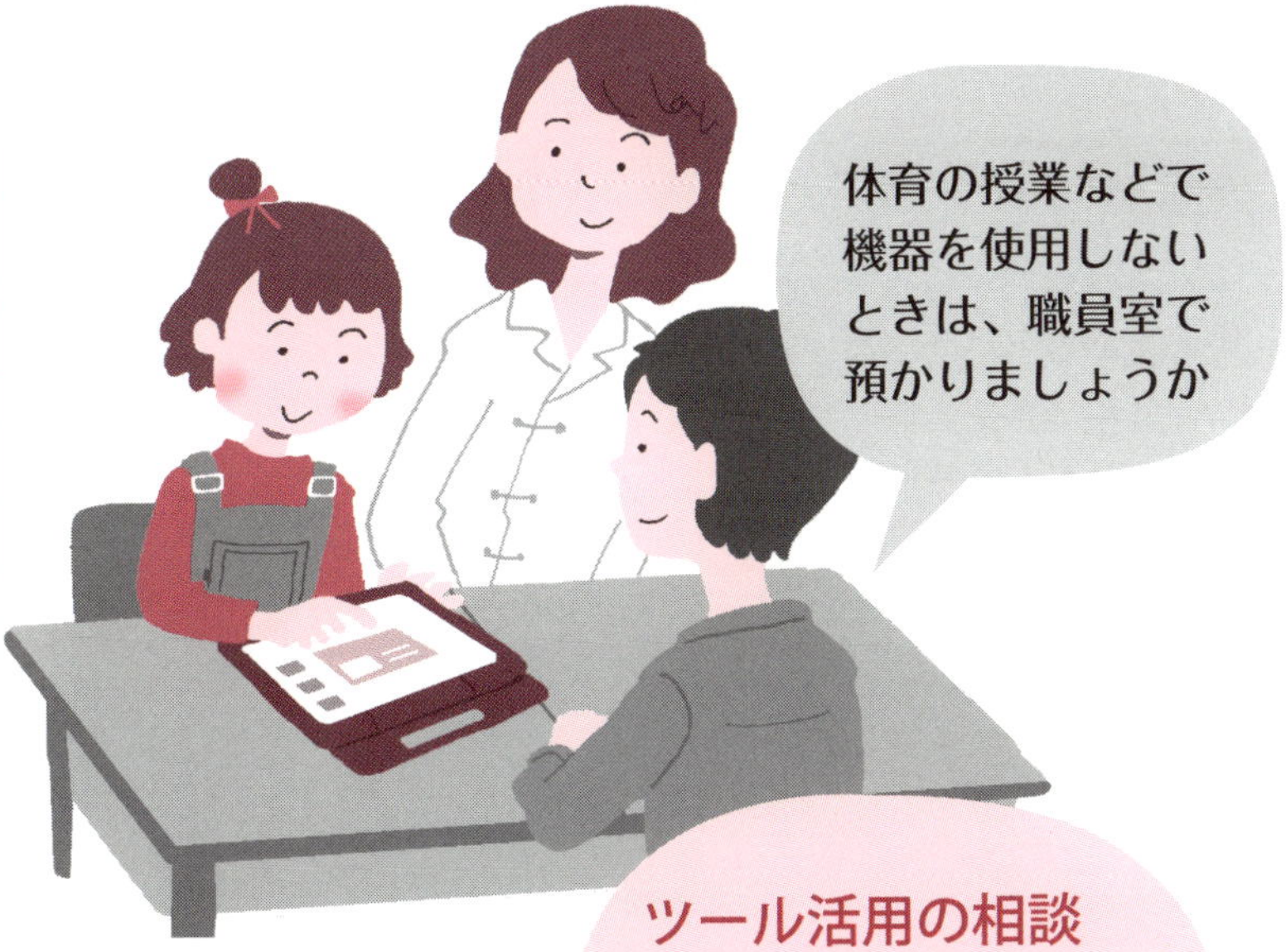
体育の授業などで
機器を使用しない
ときは、職員室で
預かりましょうか

機器の使い方だけでなく、置き場所や管理の仕方なども話し合う

環境面で確認すること

- 本人が持ちこむ機器の詳細
- 本人が使用する機能の詳細
- インターネットの使用可否
- USB メモリやキーボードなど周辺機器の使用可否
- 学校や自治体の備品（パソコンやタブレットなど）の使用可否

環境の確認

ツールを活用する場合について、本人・家族が用意できる機器や学校の設備環境を確認しておく

ツール活用の相談

本人がツールの活用を希望する場合には、その詳細を相談する。家族と先生で必要な手続きをおこない、管理職などの許諾を得る

活用スタート

学習方法や指導方法の調整、ツールの活用などをスタートする

キーワード解説

自分の権利を守る「セルフ・アドボカシー」

障害のある子には、ほかの子と同じように教育を受ける権利があります。そのために家族や学校、地域社会がある程度、教育環境を整えてくれていますが、それだけでは不十分な場合もあります。学びづらさを感じたら、そのことを家族や学校の先生に相談してみましょう。そのように、自ら行動して自分の権利を守ることを「セルフ・アドボカシー（自己権利擁護）」といいます。大切な考え方なので、家族も学校の先生も、ぜひ知っておいてください。

学校側は、子どもからの相談をいつでも歓迎し、その子や家族と建設的な対話をおこなえるように、校内体制をつくっていきましょう。

判断の基準は「合理的配慮」になるかどうか

合理的配慮と差別的取り扱い

日本には「障害者差別解消法」という法律があり、障害のある人に対する「合理的配慮の提供」と「不当な差別的取り扱いの禁止」が定められています。障害のある子が学校でのツールの活用を希望した場合、この合理的配慮という観点で検討されるケースが多くなっています。

合理的配慮の提供とは

障害のある人が「社会的な障壁」の除去を希望している場合に、まわりの人が、過重な負担にならない範囲で必要な配慮をすること。

（配慮の具体例は74ページへ）

障害者権利条約では

国連の障害者権利条約では、合理的配慮は「障害者が他の者との平等を基礎として全ての人権及び基本的自由を享有し、又は行使することを確保するための必要かつ適当な変更及び調整であって、特定の場合において必要とされるものであり、かつ、均衡を失した又は過度の負担を課さないもの」とされている。日本はこの条約に批准し、右のような法律を整備している。

障害者差別解消法では

日本の障害者差別解消法では「障害者から現に社会的障壁の除去を必要としている旨の意思の表明があった場合において、その実施に伴う負担が過重でないときは、障害者の権利利益を侵害することとならないよう、当該障害者の性別、年齢及び障害の状態に応じて、社会的障壁の除去の実施について必要かつ合理的な配慮」をするように定められている。

不当な差別的取り扱いの禁止とは

障害のある人に対して、正当な理由なく、障害を理由として、サービスや対応を拒否したり、制限したりすることを禁止すること。合理的配慮の不提供も差別となる。

※障害者差別解消法では、行政機関には合理的配慮の「義務」があり、株式会社などの民間事業者には合理的配慮の「努力義務」があるとしています。しかし東京都は新たに条例をつくり、民間事業者にも「義務」があると定めています。都内で事業をおこなう者は合理的配慮をしなければ、条例違反となります。

合理的配慮として検討されることが多い

発達障害の子が学校内でのタブレットなどの使用を希望して、学校側と話し合うとき、現在では多くの場合、「合理的配慮」になるかどうかが検討されます。

合理的配慮とは、障害がある人への必要かつ適当な配慮のこと。そのような観点から、子どものタブレットなどの利用について、本人・家族・学校で建設的な対話をおこなっていく形になります。

合理的なやり方を学校といっしょに考える

合理的配慮には「負担が過重でない」ことといった法的な定義がありますが、その明確な基準は定められていません。

本人にとって必要で、学校には過度の負担とならない方法を、三者でよく話し合い、考えていくことが大切です。

誰が配慮を受けられるのか

合理的配慮を受けられるのは「障害がある人」ですが、日本の法律では、障害や社会的な障壁によって生活に制限を受けている人が対象となっています。障害者手帳の取得は必須ではありません。

障害のある人が対象に

障害者差別解消法では、障害や社会的な障壁によって日常生活・社会生活に相当な制限を受けている人を、障害のある人と定めている。読み書きや会話などを困難だと感じている子どもは、配慮の対象となる。

学校で合理的配慮を受けられる場合もある

子どもが学校でタブレットなどのツールを使いたいと希望した場合に、本人・家族・学校で相談するなかで、合理的配慮の観点から、利用を認められることがある。その際、本人の困難を客観的に説明する参考情報として、過去の記録や検査・評価の結果、診断書などが参照される場合もある。

相談時に参考情報となるもの

- 明らかに支援が必要だと現認できる様子
- 園・学校などでの過去の配慮のくわしい記録
- 「知能検査」や「読み書き評価」の結果
- 適切な診断基準に基づく「医学的な診断書」

合理的配慮と認められた例・認められなかった例

配慮が認められた例

学校での合理的配慮として、授業や定期テスト、入学試験などを、通常とは別の方法で受けることが、認められるようになってきています。

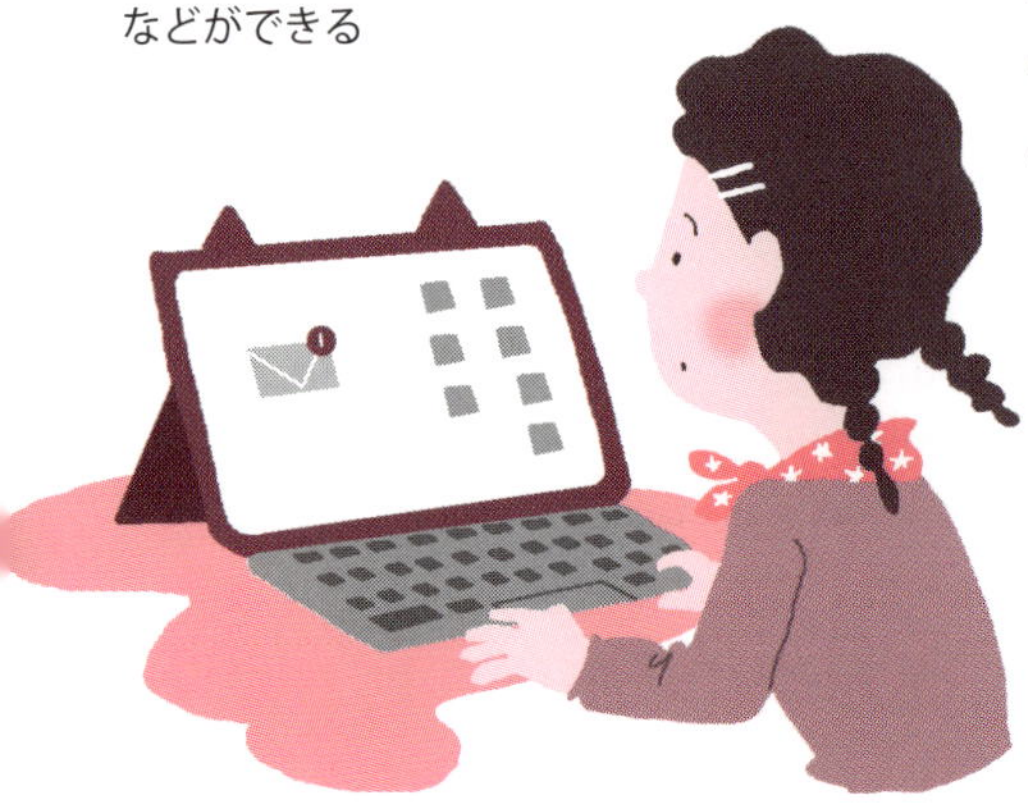

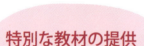

学校にタブレットを持ちこみ、テキストデータを提供してもらって利用することなどができる

ツールの使用

授業でスマホやタブレット、パソコン、デジタルカメラなどのツールを使うこと

特別な教材の提供

「音声教材」を提供することや、資料・宿題・テスト用紙などを拡大したり電子データ化したりすること

感覚面への対応

サングラスやヘッドホンなどを使って、感覚的な刺激を軽減すること

認められることが多くなってきている

二〇一六年に障害者差別解消法が施行され、合理的配慮が国内法で明確に規定されました。それ以降、スマホやタブレットなどの使用が合理的配慮として認められることが多くなってきています。

各地の学校で、法的な規定にしたがって配慮が実施され、それがよい例として、他校に参考にされるようになっています。

上記のような配慮が、各地の学校で実施されています。ほかの例を内閣府のウェブサイト（＊）でみることもできます。

このような例を参考にして、本人・家族・学校で、配慮について話し合ってみてください。

＊内閣府「合理的配慮等具体例データ集」（https://www8.cao.go.jp/shougai/suishin/jirei/）

認められなかった例

定期テストや入試での配慮が広がりつつありますが、スマホやパソコンなど、多様な機能をもつツールの使用は、認められない場合もあります。

テストでのパソコン使用

定期テストや入試でのパソコンの使用は、認められない場合もある

ほかにも、テストでの音声読み上げの利用や、授業でのインターネットの利用などは、学校ではまだ事例が少ない

POINT

別の方法を検討するのもよい

合理的配慮について相談するときには、ひとつの方法にこだわらず、さまざまなやり方を検討するとよいでしょう。たとえば音声読み上げが利用できなくても、代読などの方法で、同様の効果を得ることができます。

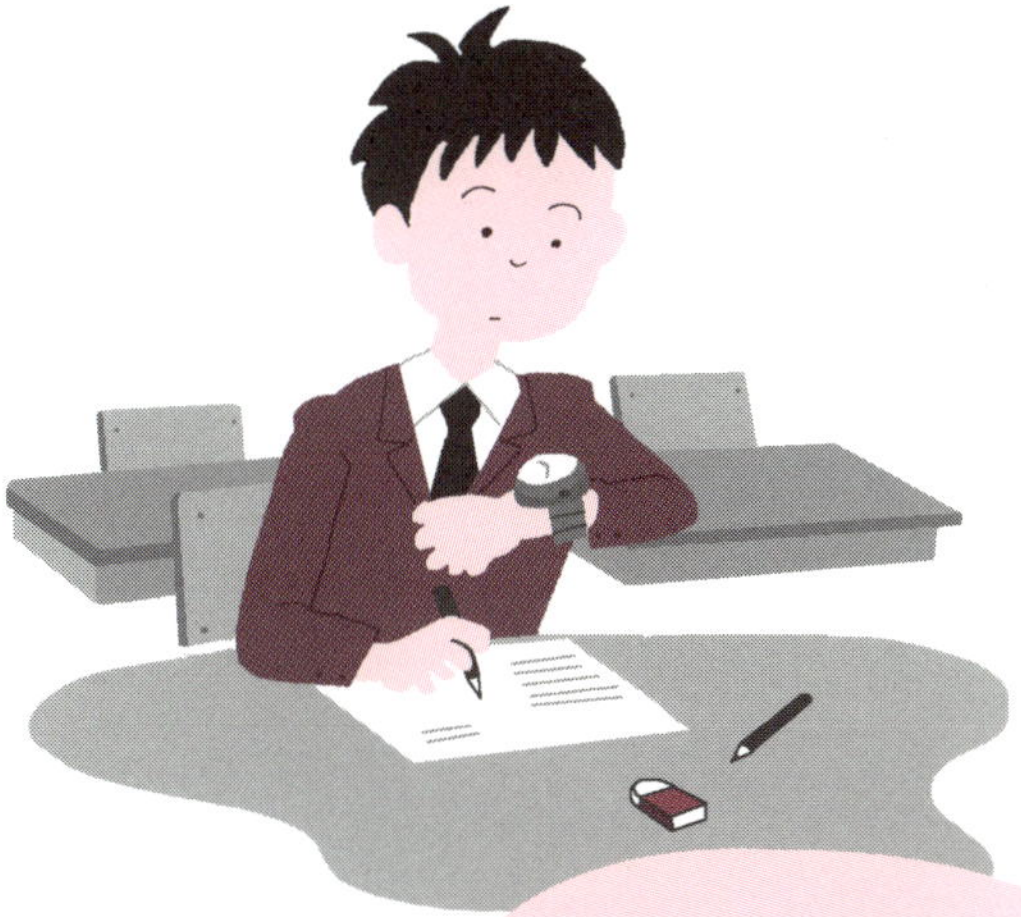

読み書き障害のある学生が大学入試センター試験で代読、試験時間1.3倍延長という配慮を受けた例がある

入試での配慮

入学試験での別室の利用や、試験時間の延長、用紙の拡大、問題の代読など

ほかにも、定期テストを筆記ではなく口頭試問で実施することなども認められている

海外での合理的配慮

海外でも、障害のある子は合理的配慮を受けることができます。留学を考えている人は、渡航先の学校に相談してみましょう。

ただし、国や地域によって、留学生への支援体制や、障害のとらえ方、配慮の詳細などは異なります。海外でも、合理的配慮については関係者間で相談し、調整していくことが大切です。

合理的配慮の例については、近藤武夫編著『学校での ICT 利用による読み書き支援』（金子書房）、DO-IT Japan「年度活動報告書」（https://doit-japan.org/report-video/）も参照。

よくある質問

「ひとりだけ特別扱い」「不公平」と指摘されたら

Q ひとりだけ、スマホやタブレットを使ったら、特別扱いになるのではないでしょうか？

A **公平性のための特別扱いだと考えましょう**

学習の困難な子にスマホやタブレットの使用を許可するのは、その子がほかの子と同じように学習できる機会を保障するためです。

確かに、その子はほかの子とは違う学び方をします。方法は「特別」です。しかし、その特別な方法によって学習の機会は「公平」になります。公平性のために、特別な配慮をしているのです。

メガネをかける子どもにも、同じことが言えます。視力の弱い子は、特別にメガネを使います。そうすることで、ほかの子と同じように、黒板などがしっかりとみえるようになるからです。

教育にとって重要なのは、子どもがみんな同じ方法を用いることではなく、子どもがみんな学習する機会を得ることです。子どもが学習のためにツールやメガネを必要としていることがわかったら、どんどん特別扱いをしましょう。

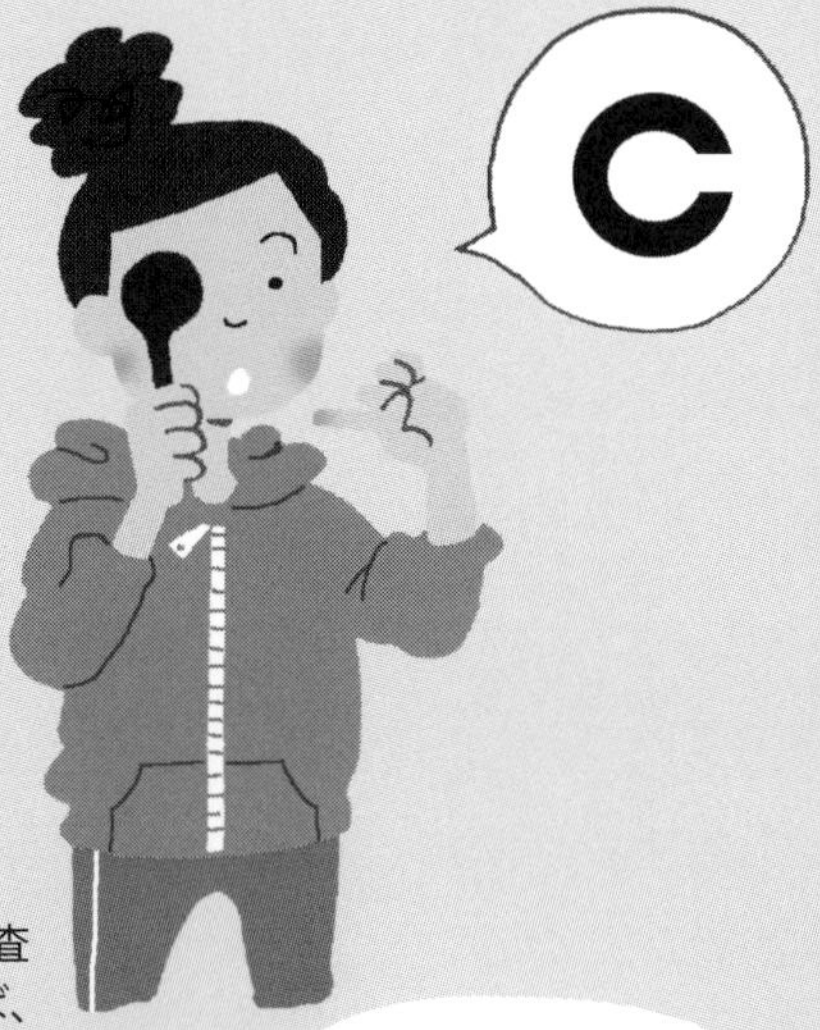

視力検査を読み書き検査に置き換えて考えれば、ツールや日常的な配慮の必要性がよくわかる

みえづらさを感じたら、視力検査などをして、視力を確認する

→ 本人と家族で相談して、メガネやコンタクトレンズを用意する

→ 学校でメガネを使ったり、座席を前のほうにしてもらったりする

Q 合理的配慮について、学校との相談がなかなか進まない場合は、どうすればよいのでしょうか?

A 担任の先生以外にも相談してみましょう

担任の先生に連絡をとり、七〇ページのような手順で相談しようとしても、話がなかなか進まないこともあります。家族がどこまで相談してよいものか悩む場合もあれば、先生が忙しい場合もあります。そのときには、担任以外にも相談してみるとよいでしょう。

　合理的配慮については、特別支援教育コーディネーターや管理職にも相談できます。担任に、紹介してもらいましょう。または、担任に「ほかの先生にも聞いてみます」と断って、担当者などに相談するという方法もあります。

　また、学校内での相談が難しい場合には、障害者差別解消法の相談窓口など、外部に相談するという方法もあります。

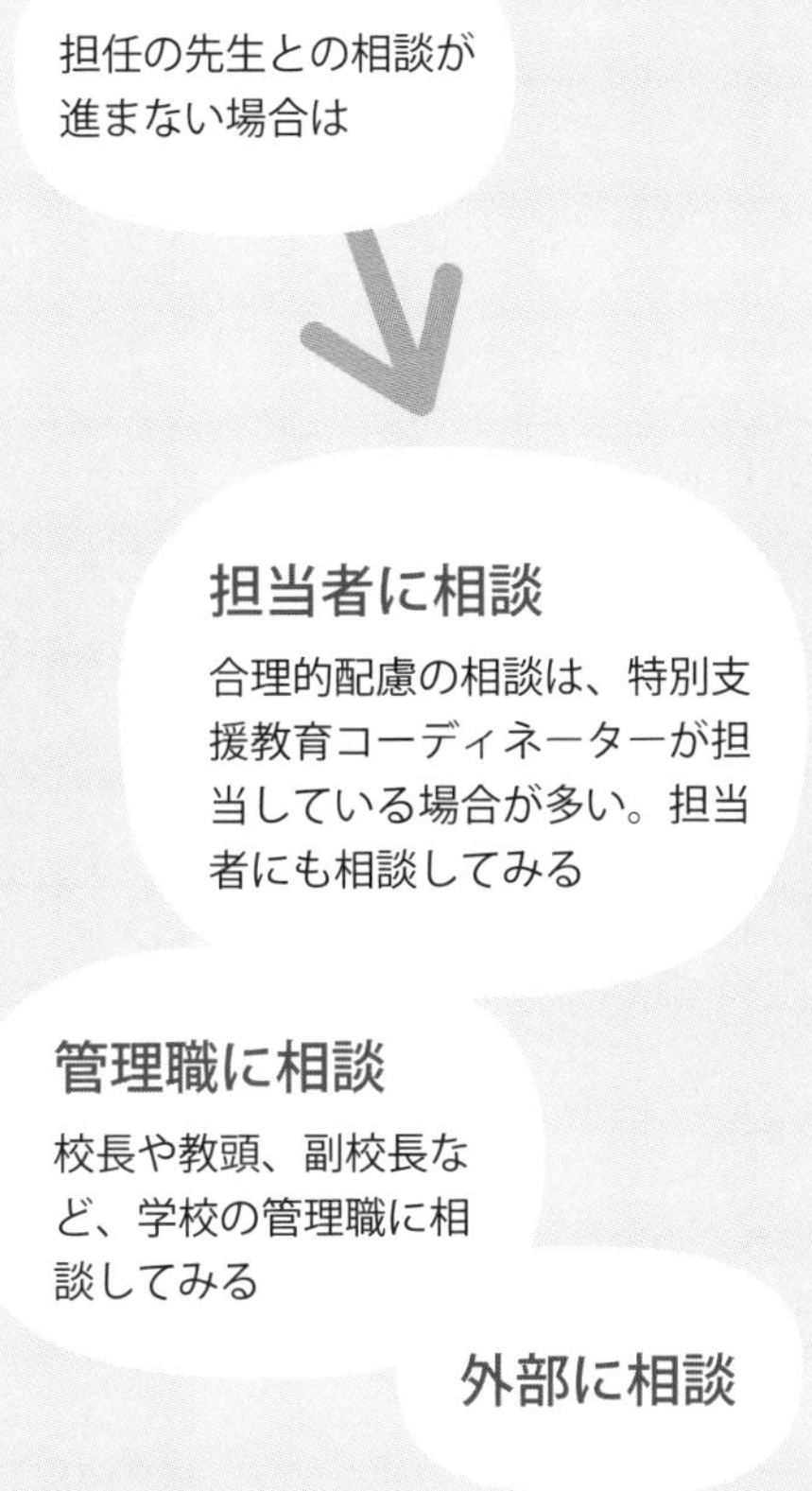
担任の先生との相談が
進まない場合は
担当者に相談
合理的配慮の相談は、特別支援教育コーディネーターが担当している場合が多い。担当者にも相談してみる
管理職に相談
校長や教頭、副校長など、学校の管理職に相談してみる
外部に相談

Q 特別な配慮を求めたら、先生やほかの保護者に「モンスターペアレント」だと思われてしまいそうです。大丈夫でしょうか?

A 先生を説得するのではなく、いっしょに考えましょう

「特別扱いの要求」という形にならないように、留意しましょう。最初から「タブレットの持ちこみ」だけを目的として交渉をしようとすると、どうしても先生を説得するような形になりがちです。結果として、相手に警戒されてしまう場合もあります。

　そうではなく、全員で「学びやすい環境をつくっていく」ことを意識してください。そして手段にはこだわらず、先生の話を聞きながら、いっしょにできることを考えていきましょう。そうすると、協力体制を築きやすくなります。

授業で使う

ツールを使って本来の「学ぶ力」を発揮する

理解を得て使っていく

学校にスマホやタブレットを持ちこむ場合には、担任の先生や本人が、そのことを同級生に説明しておくとよいでしょう。「学習に必要だから使っている」ということへの理解が広がり、スマホやタブレットの使用が当たり前のこととして、定着していきます。

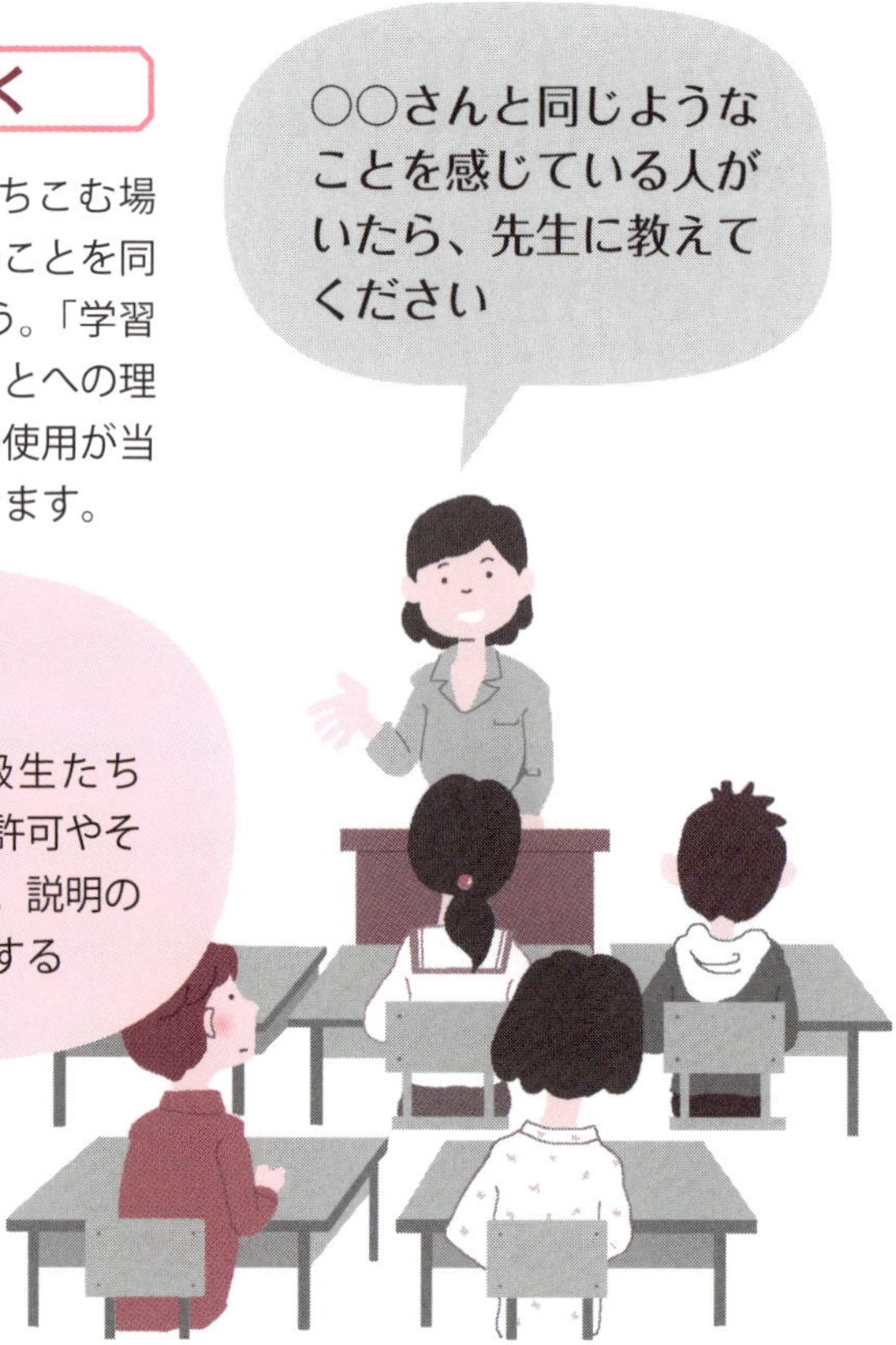
○○さんと同じようなことを感じている人がいたら、先生に教えてください

ツールを使うことには理由があり、ほかの子も理由があれば使えるのだということを、説明する

先生が説明

担任の先生が同級生たちへ、ツールの使用許可やその理由を説明する。説明の仕方は本人と相談する

本人が説明

本人が自分で説明するのもよい。障害名や困難の程度、ツールの使い方、管理の仕方などを、伝えたい範囲で説明する

POINT

伝え方はさまざま

口頭での説明以外に、プリントを配布するケースもあります。子ども本人やクラスに合った伝え方を柔軟に考えましょう。

ユニークな才能をそのまま発揮できる

発達障害の子は、できないことばかりクローズアップされがちですが、実際には、学校生活に合わないところがあるというだけで、人よりもなにかが劣っているとい

ツールを使って力を発揮

先生や同級生の理解を得て、ツールを十分に使えるようになれば、子どもはその子らしいやり方でどんどん学んでいくようになります。その子本来の力が発揮されます。

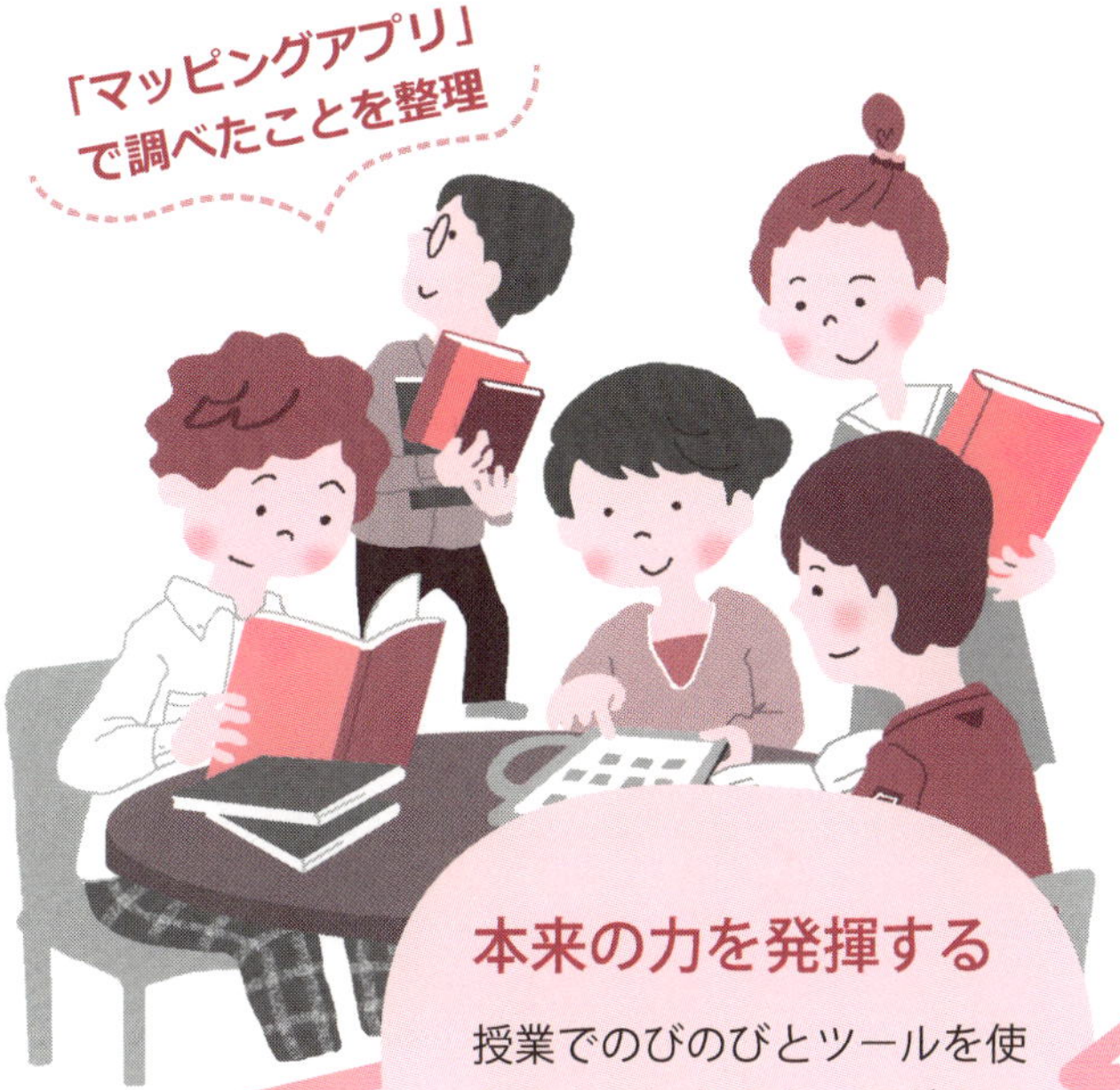

グループで調べ学習をするとき、読み書きが苦手でも、話題を**「マッピングアプリ」**で図にまとめれば、考えを整理し、意見を言えるようになる

本来の力を発揮する

授業でのびのびとツールを使えるようになると、子どもは本来もっている力を十分に発揮できるようになる

適切に評価される

読み書きや会話などの方法に左右されず、理解したことや考えたことを、適切に評価されるようになる

うわけではありません。

ほかの子と同じように、一人ひとり才能をもっています。ツールを使って困難を解消していくと、それまではつぶれていたユニークな才能が発揮されます。

もともと凸凹の多い子どもたちなので、ユニークという点では、ほかの子どもたち以上のものを発揮することもよくあります。

支援の鉄則 4

本人が必要性を考える

ツールの利用をはじめると「この授業には必要ない」と感じることが出てくるでしょう。ツールはあくまでもひとつの方法です。不要になることもあります。

子ども本人も先生も、日頃から「いまなにを学んでいるか」「この学びにツールは必要か」と考える習慣をつけてください。そうすることで、ツールを適切に使えるようになっていきます。

学校と定期的に相談し、使い方を見直していく

使用後も定期的に相談する

学校の許可を得て、ツールを使えるようになったら、相談や交渉は一段落します。しかし、ツールを使いはじめると、また課題が出てきます。ツールの使用後も、学校と相談する機会をもちましょう。

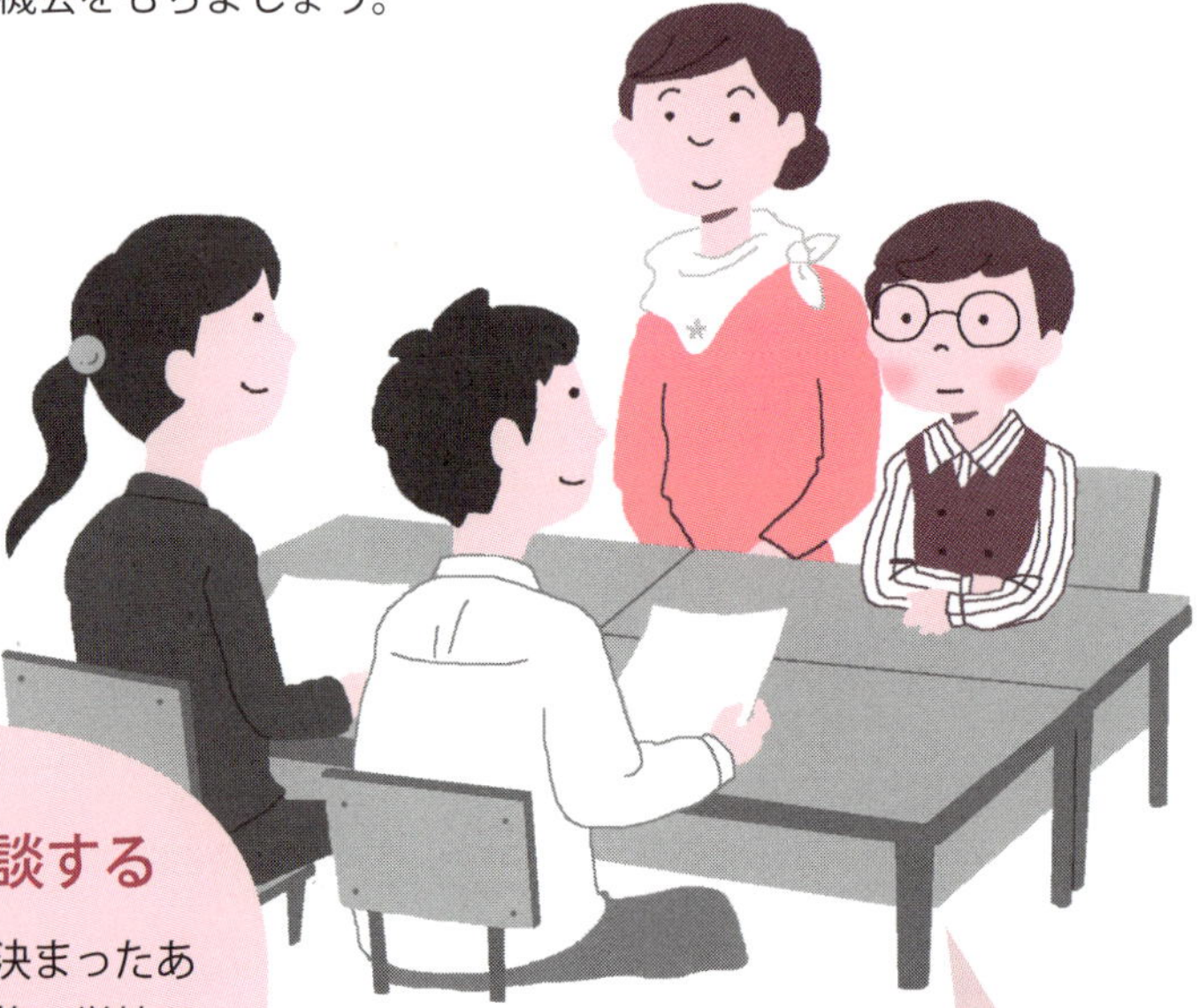
なにか不都合が出たりしていませんか？

思った通りに活用できていることや、そうではないことを、三者で話し合って確認する

定期的に相談する

ツールの活用が決まったあとも、本人・家族・学校で相談する機会を定期的にもうける

配慮の記録を残す

相談や配慮の内容を子どもの「個別の指導計画」などの形で記録し、家族と学校で共有するとよい

POINT

記録が資料になる

小・中学校時代に合理的配慮を受け、その詳細を学校に「個別の指導計画」や「個別の教育支援計画」などの形で記録しておいてもらうと、入学試験を受ける際などに、資料として使用できる場合があります。

使い方を見直していく

相談を通じて、ツールの使い方を調整していきます。授業に向いているアプリや機能は増やして、授業で使いにくいものは減らします。学校に無断でアプリや設定などを変更するのはやめて、その都度、相談して決めましょう。

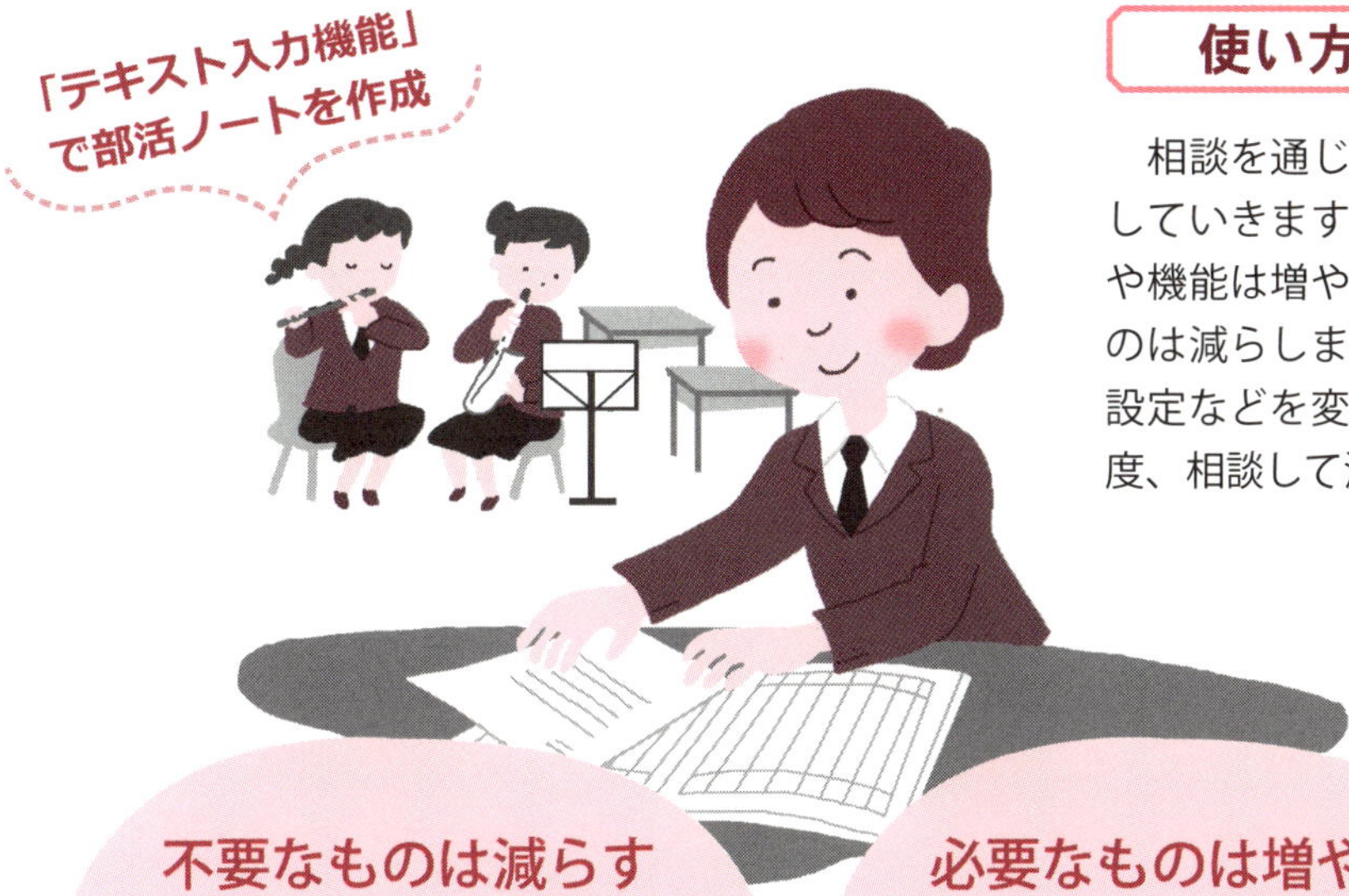

クラブ活動のノートなどにも、**「テキスト入力機能」**で書いたものをプリントして貼りつける

必要なものは増やす

ツール使用への理解を得ることができたら、必要に応じて、使用するアプリや機能などを増やしていく。また、授業だけでなく、クラブ活動や課外活動などでの使用も検討する

不要なものは減らす

役に立っているとは言えないものがあったら、調整や変更を考える。例として、キーボード入力が許可されたが、入力速度が遅く、授業での使用に適さない場合などがある

本人も学校も、はじめてから気づくことがある

多くの場合、合理的配慮は本人と学校がお互いに妥協できるという内容からスタートします。

スマホやタブレットの利用でいえば、最初は必要最低限の機能を使うことからはじめて、様子をみていくというイメージです。

実際に使いはじめてみると、本人には役に立つものとそうでないもの、ほかに必要なものがわかってきます。また、学校側も、適切な使い方や問題となる使い方を徐々に理解していきます。

時間をかけて、活用法を整える

ツール活用をはじめてみて気づいたことを、三者で共有し、活用法を見直していきましょう。相談を重ねることで、お互いに理解が深まり、より適切な配慮を考えられるようになっていきます。

定期テストでも「代読」などの配慮を受ける

いろいろな選択肢から方法を考えていく

授業だけでなく、定期テストについても、合理的配慮を相談することができます。

基本的には、授業と同じようにツールを使うという相談になります。しかし、テストでスマホなどのツールを自由に使うと、問題の答えを調べることもできてしまいます。そのため、テストではツールの機能や用途を限定することが多くなっています。

テストについて相談するときには「いつもと同じツール」「同じ機能」にこだわらず、いろいろな選択肢のなかから、本人の力を十分に発揮できる方法を考えていくようにしましょう。

授業の成果を参考に

授業でツールの活用を続けて、学習の成果が出ている場合、定期テストでも同様の合理的配慮を受けられることがあります。

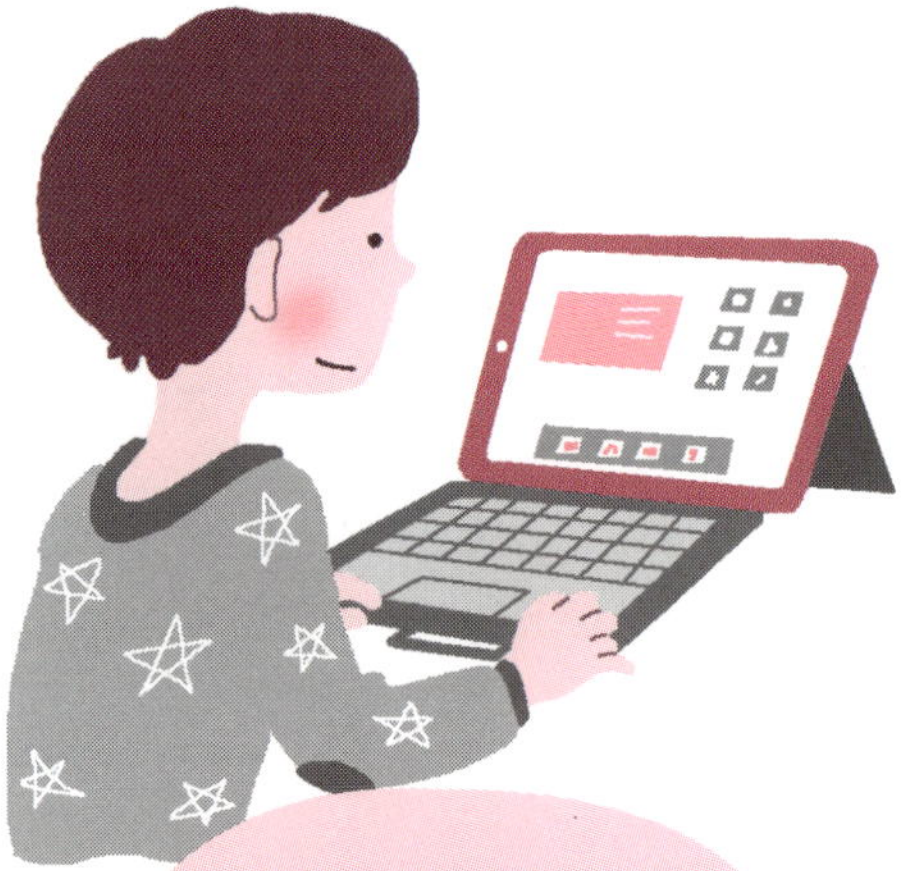

授業中に課題や宿題を**「キーボード入力」**で提出し、成果が出ていることなどを参考にして、テストでの使用を相談する

授業で実績をつくる

授業で「ツールを利用すれば成果が出る」という実績をつくる。成果がすぐに出なくても、ツールを安易に否定せず、試行錯誤する

テストでの使用を相談

本人・家族から学校に「定期テストでもツールを利用したい」と相談する。あらためて、合理的配慮にあたるかどうか、検討していく

テストでも配慮を受ける

学校側に合理的配慮と判断されれば、テストでもサポートを受けることができます。小・中学校の定期テストでは、左のような配慮が実際におこなわれています。

別室でのテスト
(音声読み上げや代読を利用する場合など)

問題文の代読・音声読み上げ
(聞いて理解するのが得意な場合など)

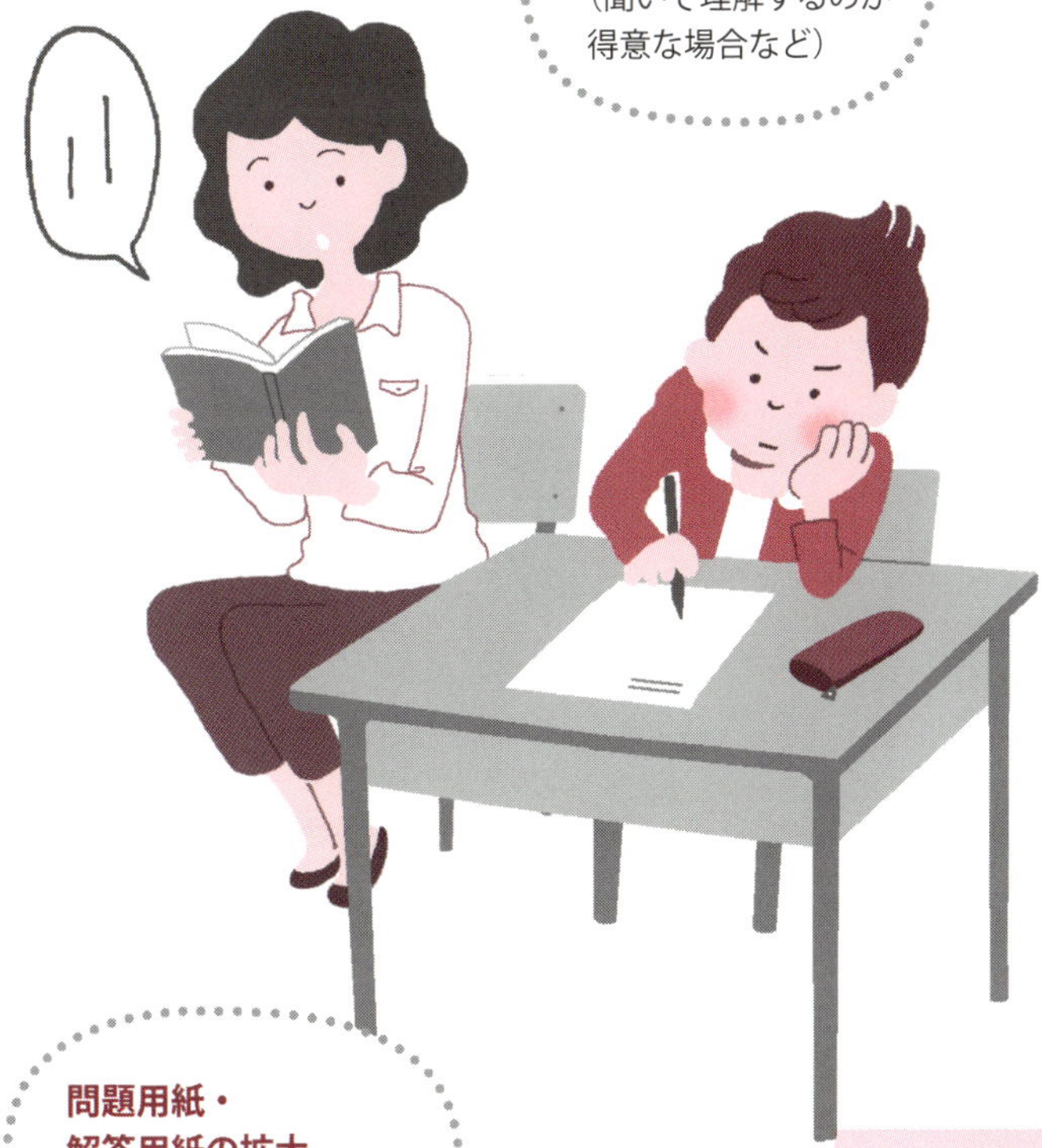

読むのが苦手な子が、問題文を先生に代読してもらって解答を書いているという例がある

配慮を受けてテスト

合理的配慮を得て、定期テストを受ける。テスト後にはまた本人・家族・先生で相談する機会をつくって、次回以降の実践につなげていく

問題用紙・解答用紙の拡大
(拡大によって読み書きしやすくなる場合など)

試験時間の延長
(読み書きに人よりも時間がかかる場合など)

キーボード入力・音声入力
(手書きでは時間がかかる場合など)

道具の違いや緊張感に注意

テストでの配慮として、学校のタブレットを使うことや、先生による代読・代筆、キーボード利用、別室での受験などを提案されることがあります。

方法としては日頃利用しているものでも、道具や相手、環境が異なると、不慣れなところや緊張感が出る場合があります。事前に先生に相談し、道具や部屋などを確認しておくとよいでしょう。

COLUMN

アメリカの「合理的配慮」と「UDL」も参考に

学びの多様性を保障する「UDL」

日本では、支援を受けて学んでいる子の割合が、初等中等教育（幼・小・中・高）で約3%、高等教育（大学など）では1%以下となっています。いっぽうアメリカでは、小学校から大学まで、1割以上の子が支援を受けているといわれています。日本にも支援を必要とする子が、もっと多くいるのではないかと考えられます。

アメリカには支援を受けて学ぶ子が多いため、学校で「UDL」という考え方がとられ、多様な子どもが参加できるように、学習環境が整えられています。日本でも同じように、子どもたちに多様な学び方を保障する考え方が広まりつつあります。

ただし、UDLですべての困りごとがカバーできるわけではありません。個別の悩みに対して合理的配慮を検討することも必要です。UDLと合理的配慮は車の両輪のようなもの。多様な学習環境を整えながら、個別の困難にも対応するということが大切です。

日本で支援を受けている子の割合

初等中等教育（幼・小・中・高）で特別支援教育を受けている幼児・児童・生徒	高等教育（大学など）へ進学し、支援を受けて学んでいる、障害のある学生
3.2% （約49万人／約1,501万人）	**0.53%** （約1.7万人／約321万人）

数値は文部科学省（2018）、JASSO（2019）の報告より

UDLと合理的配慮

UDL

Universal Design for Learning、学びのユニバーサルデザイン。さまざまな個性をもつ子どもたちが参加することをあらかじめ考慮し、学習環境を整えておくこと。

↓

合理的配慮

UDLを実施しても、カバーできないことが出てくる。そのような場合に、個別に相談して合理的配慮をおこなっていく。

5

進学先でも将来も、ずっと使い続けよう！

家庭や学校でスマホ・タブレットを使って
学んでいる子どもたちのなかには、
入学試験や進学先の学校でもツールを活用し、
力を発揮しているという子もいます。
先進的な事例として、紹介します。

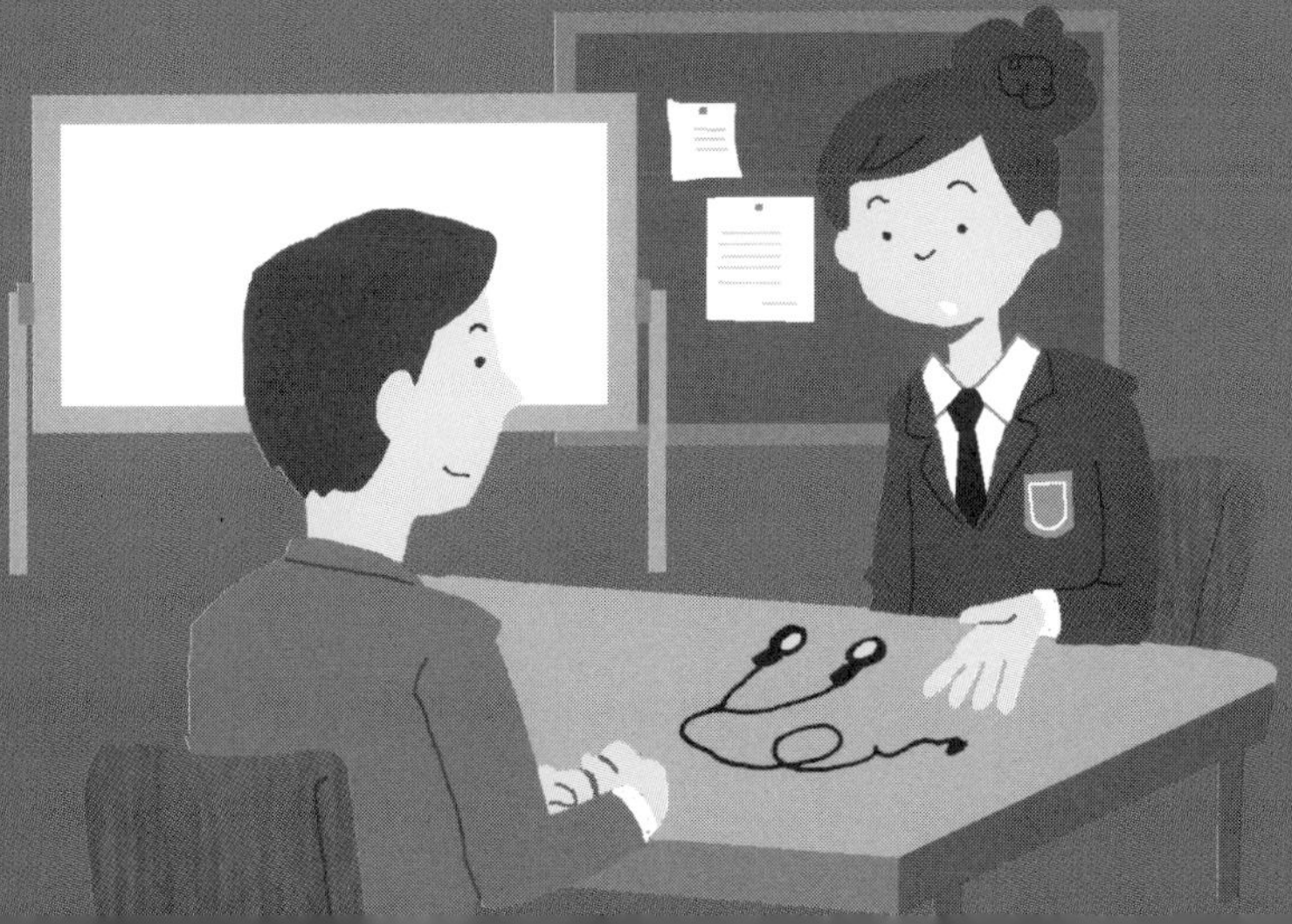

進学に使う

進級・進学先への「移行支援」

学びやすい環境を進学先にも移行する

子どもが家庭や学校でツールを活用してみて、生活や学習をしやすくなったという場合には、その環境を進級先・進学先にも同じように移行できれば、理想的です。

専門家などの支援を受けている家族や、支援にくわしい学校関係者のなかには、そのような「移行支援」を実践している人たちもいます。第5章では、そうした移行支援の事例を紹介していきます。

支援を将来につなぐためのヒントとして、参考にしてください。ただし、移行支援は家族や先生がひとりでできることではありません。協力者を探しながら、あせらずに進めていきましょう。

進級・進学先への「移行支援」の理想的な流れ

家庭と学校で連携をとり、子どもへの支援を共有したり、引き継いだりすることを「移行支援」といいます。通級の先生（89ページ参照）など、支援にくわしい人と連携すると、以下のように進級・進学先にも支援を引き継いでいける場合もあります。

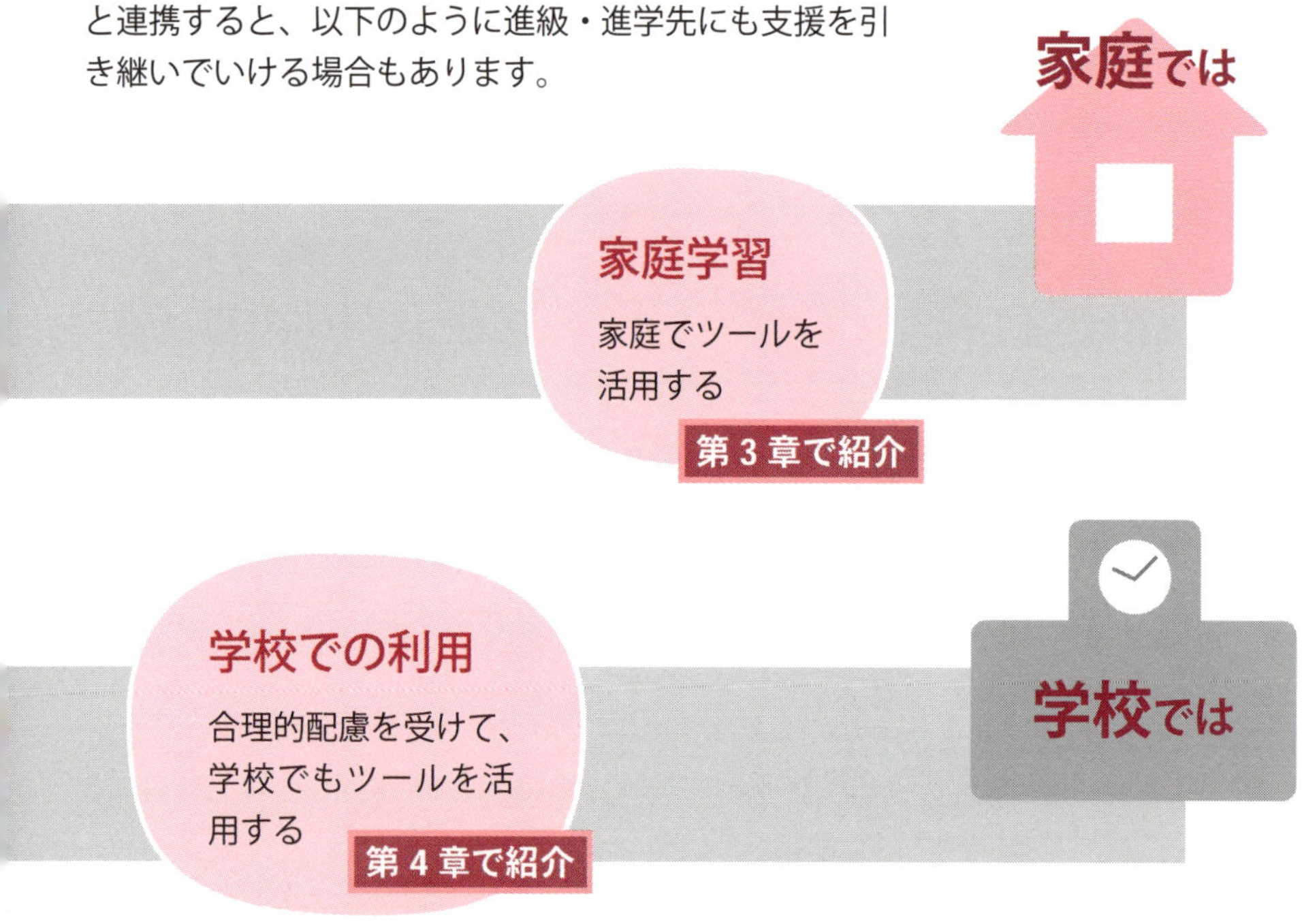

家庭では
家庭学習
家庭でツールを活用する
第3章で紹介
学校では
学校での利用
合理的配慮を受けて、学校でもツールを活用する
第4章で紹介

先生からひとこと

連携はゆっくりと無理なく進めましょう

下の図で、本人・家族と学校が連携をとり、移行支援をおこなっていく流れを紹介しています。

通級の先生や特別支援教育コーディネーターなどが支援にくわしく、連携にも積極的な場合、このような流れになることがあります。しかし図のように進む例は、まだ多くありません。

本人や家族、学校の状況によっては、現実的にはここまでの支援は難しいという場合もあるでしょう。その場合には下の図を参考にしながらも、無理のない範囲で支援や相談をゆっくりと進めていってください。

POINT

「学習空白」が起こらない

進学先との連携がとれて、ツールを継続的に使えるようになると、環境の変化による「学習空白」が起こりにくくなります。

通級の先生や特別支援教育コーディネーターが支援の記録をきちんと保管していて、引き継げるようにしている場合もある

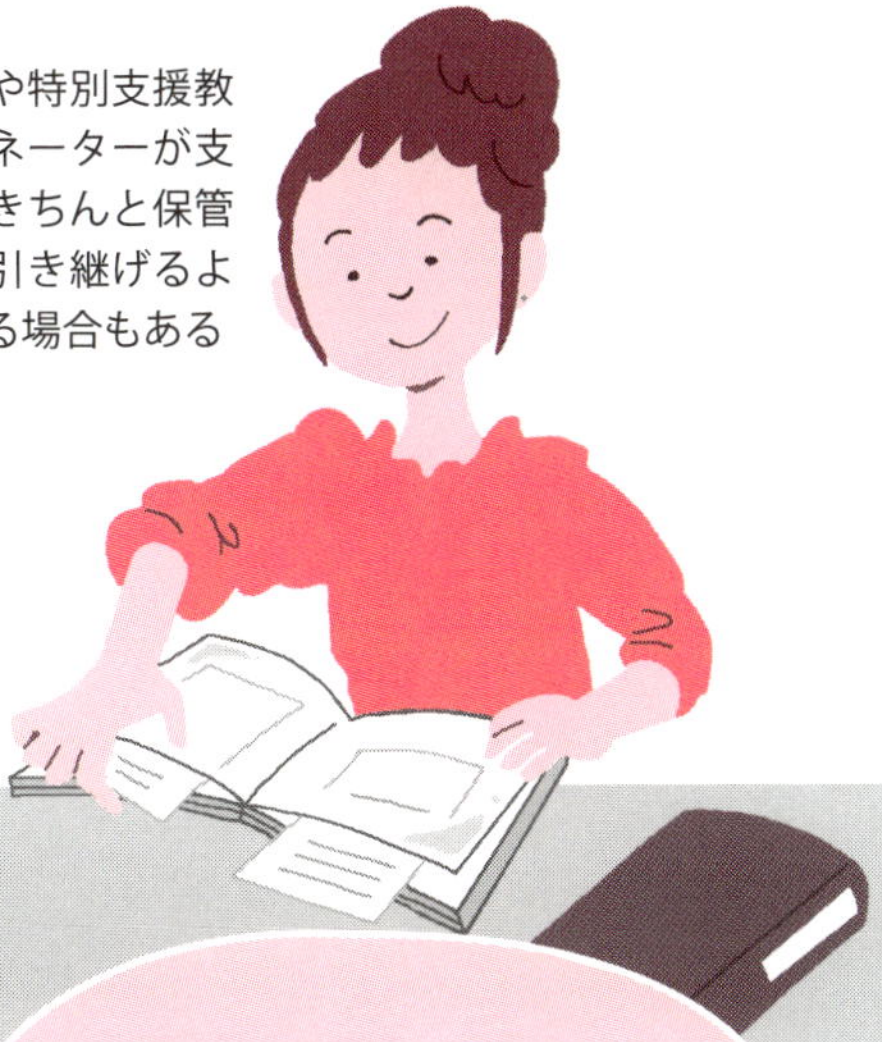

進級・進学先との連携

家庭・学校が連携するなかで、進級・進学先とも連携をとれる場合がある。入試で合理的配慮を受けられることもある

第5章
90・92ページ参照

家庭・学校の連携

学校に支援にくわしい人がいる場合、家族と担任、通級の先生、特別支援教育コーディネーターなどが広く連携をとれることがある

第5章
88ページ参照

特別支援教育を受けている場合は

ツールの活用や移行支援を相談しやすい

発達障害の子は、読み書きや会話などの困難について、学校で特別支援教育を受ける場合があります。障害のある子に個別に配慮された教育で、通常学級でもおこなわれますが、多くは「通級」などの少人数クラスで実施されます。

子どもがこのタイプの教育を受けている場合、家族も学校も、子どもへの支援の必要性を基本的には認識できています。そのため、ツールの活用や移行支援を相談しやすい状況になっています。

子どもが通級などに通っている場合には、学校側の担当者に日頃からよく相談し、移行支援を検討していくのもよいでしょう。

特別支援教育とは

障害のある子に個別に配慮した教育を「特別支援教育」といいます。発達障害の子は、学校生活に困難がある場合、このタイプの教育を受けることがあります。

特別支援教育

障害のある子の自立や社会参加に向けた、主体的なとりくみを支援する教育。

一般の学校

通常学級でも支援をするが、通常学級と並行して通う「通級」や通常学級とは異なる「支援級」では、より個別の支援をしている

- 通級指導教室
- 特別支援学級

特別支援学校

障害のある子に特別支援教育をおこなう学校

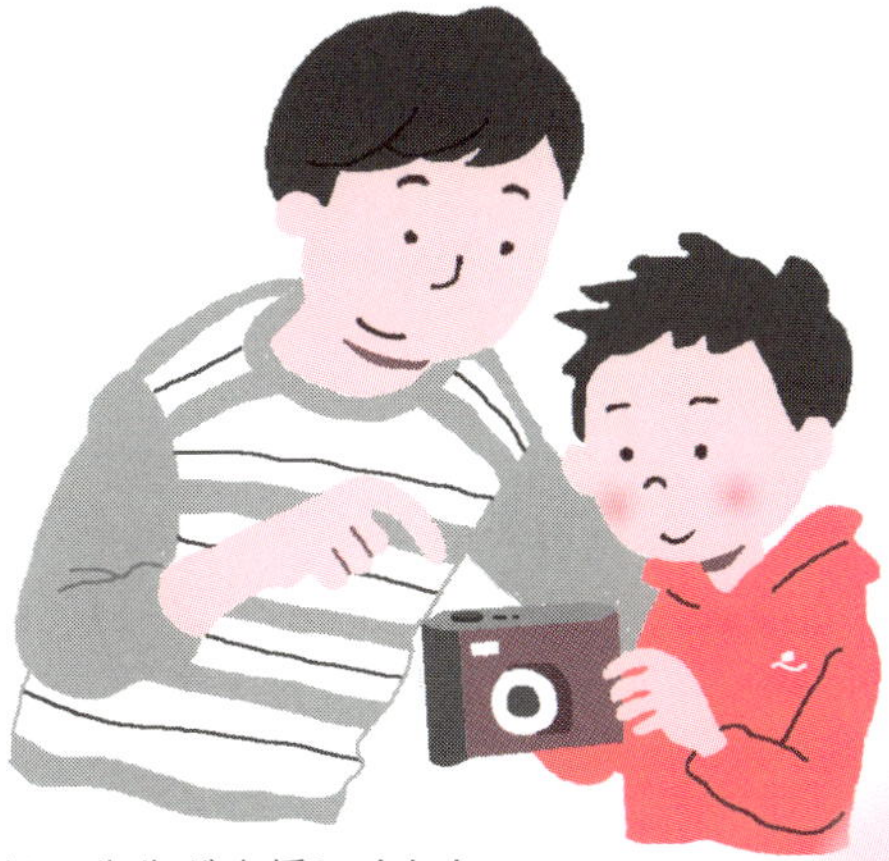

通級の先生が支援にくわしく、校内でデジタルカメラなどのツールを使って支援をしているというケースもある

特別支援教育の担当者

子どもが特別支援教育を受けている場合、家族が学校側の担当者と相談することが、ツールの活用や、進学先への「移行支援」につながっていくことがあります。学校側の担当者は以下のような人たちです。ただし、名称は学校や地域によって異なります。

通級指導教室の先生 特別支援学級の先生

子どもが通級や支援級などの少人数クラスに通っている場合、担当の先生が頼りになる。先生が支援にくわしく、ツールの活用や移行支援に協力してくれることもある

特別支援教育コーディネーター

校内の特別支援教育の担当者。経験豊富で、家族や他校、専門家との連携に慣れているという場合もある。その場合、移行支援を相談しやすくなる。通級や支援級の担当が兼務している場合もある

校長など管理職

管理職が支援にくわしい場合もある。その場合、学校へのツールの持ちこみや、進級・進学先への移行支援について相談しやすい

担任の先生

通常学級の担任が支援に積極的で、移行支援に協力してくれる場合もある

POINT

誰でも相談できる

通級や支援級に通っていない場合でも、学校生活の困難について、学校に相談することはできます。その場合、特別支援教育コーディネーターが窓口になることが多いです。相談をきっかけとして、家庭・学校で連携がとれるようになる場合もあります。

受験に使う

高校・大学入試での合理的配慮の申請例

本人が希望して申請をする

近年は、高校や大学などの入学試験について、合理的配慮を相談する子どもが増えています。ここではその相談・申請の流れを、例として紹介しています。

高校入試での申請の例

高校入試の場合、本人と家族ではなく、中学から受験先の高校へ、合理的配慮を申請するケースが多くなっています。本人と家族は在籍中の中学の先生たちと相談し、受験先に問い合わせをおこなったうえで、中学に配慮の希望を伝えます。

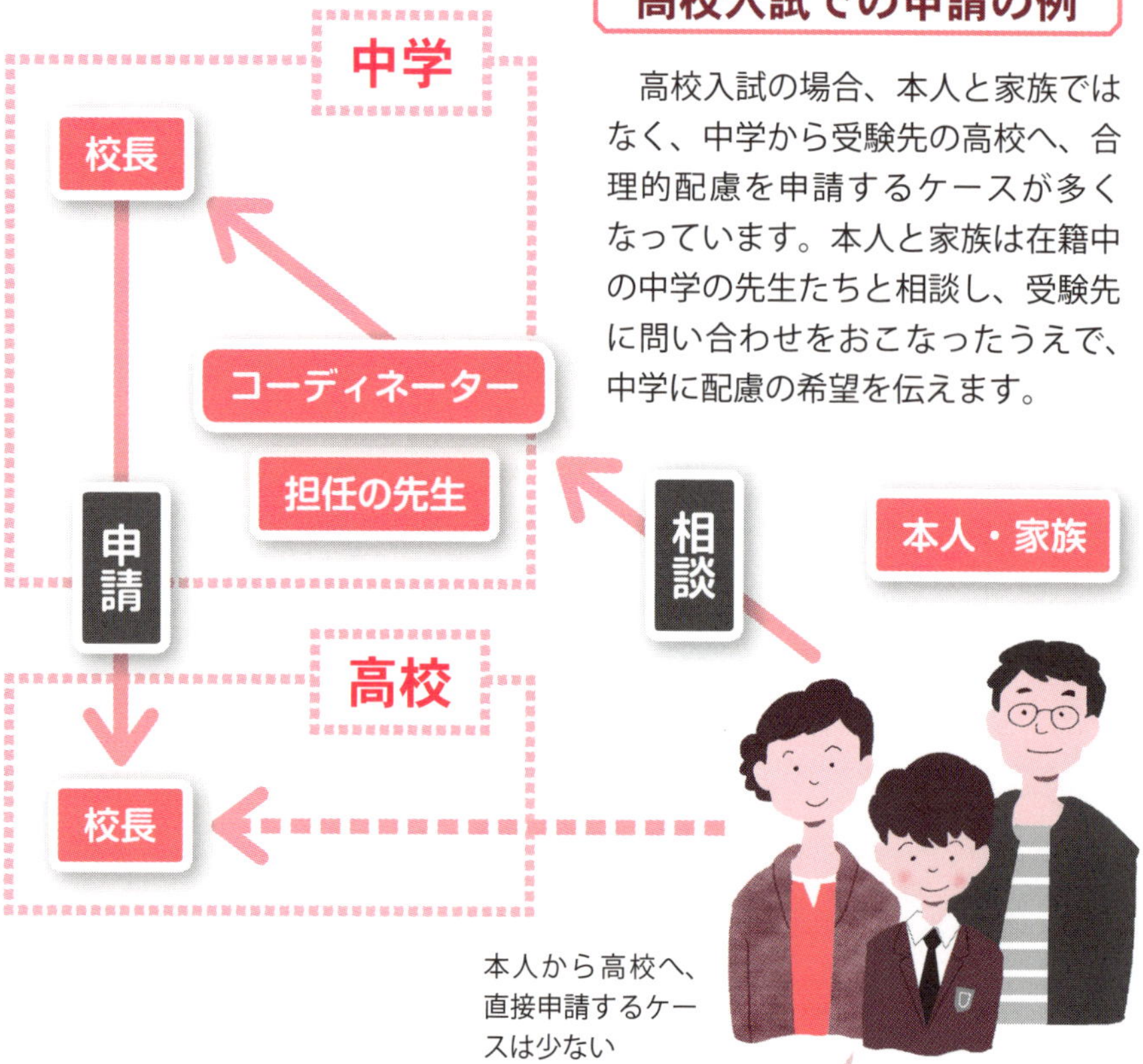

中学
校長
コーディネーター
担任の先生
申請
相談
本人・家族
高校
校長
本人から高校へ、直接申請するケースは少ない

POINT

中学とこまめに相談する

高校入試では、本人・家族から高校に直接相談することができず、中学が窓口になる場合が多く、本人・家族と中学でこまめに相談し、進捗状況を確認することが重要になります。申請の結果がわかる時期を明確にして、本人・家族・学校で情報を共有するとよいでしょう。

大学入試での申請の例

大学入試の場合、本人から受験先の大学へ、合理的配慮を申請するケースが多くなっています。高校入試とは申請の流れが異なるので、注意が必要です。本人と家族は在籍中の高校とも相談しながら、自分たちで申請手続きをおこないます。

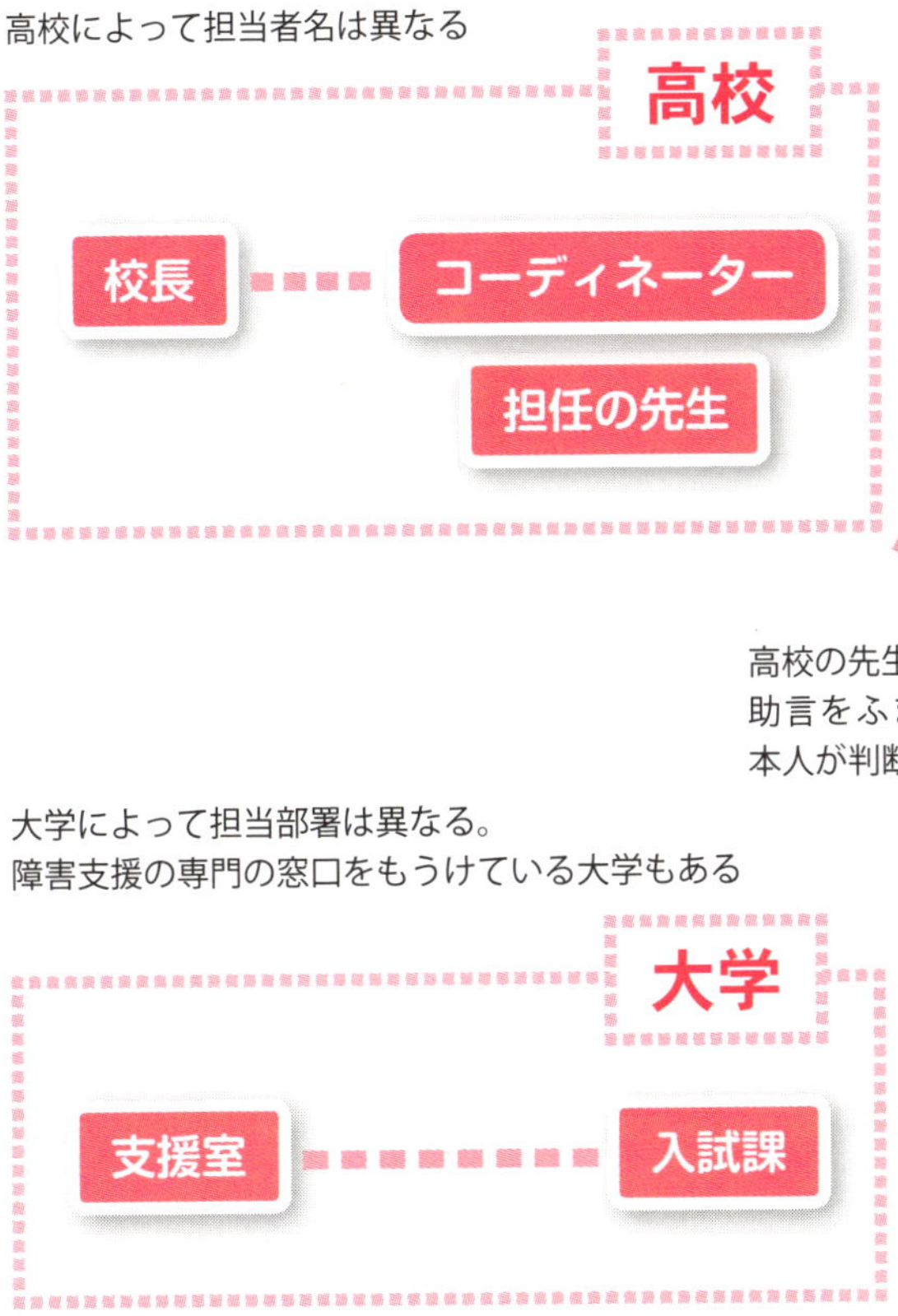

高校によって担当者名は異なる
高校
校長
コーディネーター
担任の先生
大学によって担当部署は異なる。
障害支援の専門の窓口をもうけている大学もある
大学
支援室
入試課

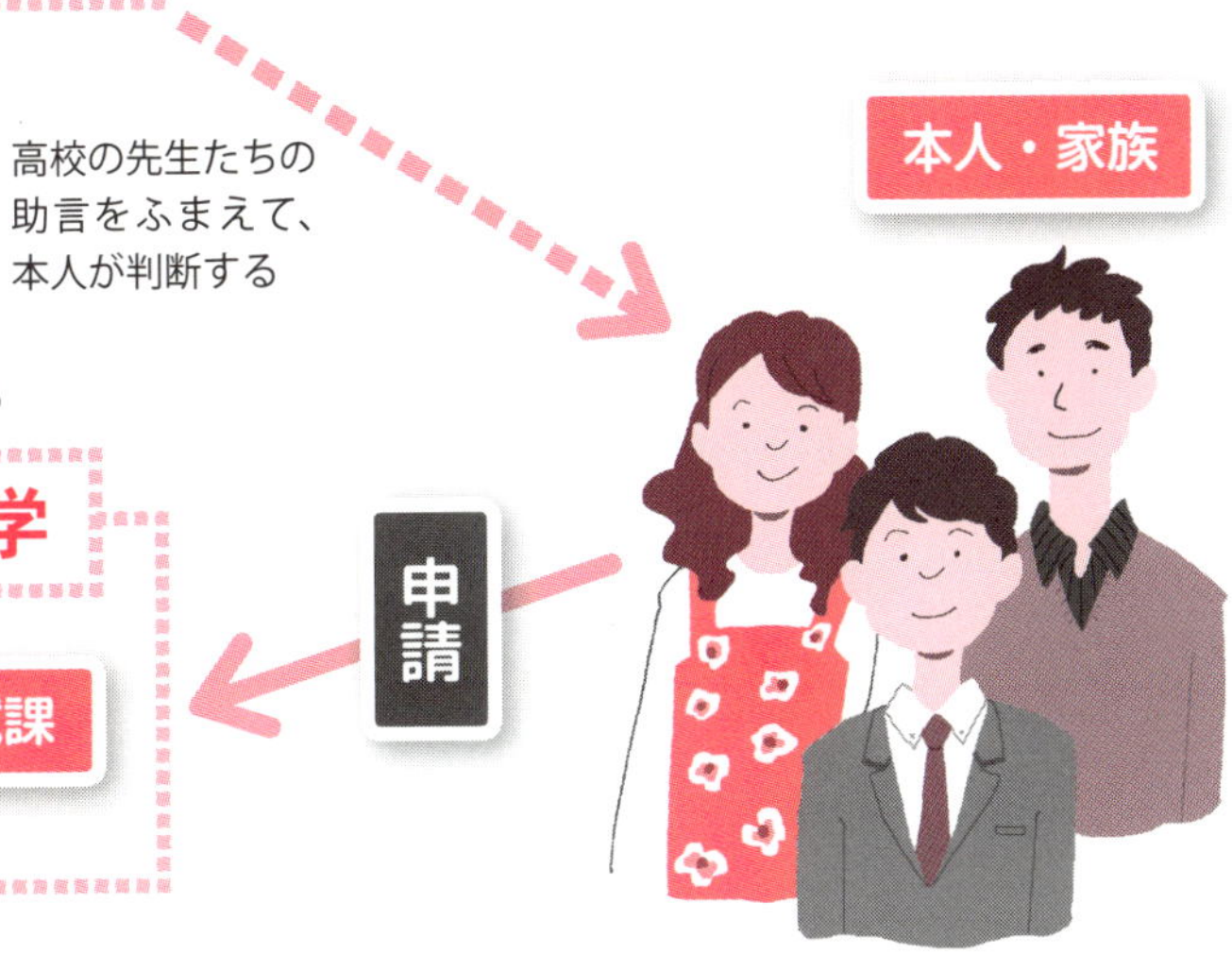

高校の先生たちの
助言をふまえて、
本人が判断する
本人・家族
申請

合理的配慮は、本人が希望して申請するものです。本人が、どのような方法であれば自分の力を十分に発揮できるかを考えて、通学中の学校や受験先の学校と相談するという形になります。

家族や先生は、本人が意思を受験先にきちんと伝えられるようにサポートをしましょう。

POINT

自分たちで手続きをする

大学入試では基本的に、本人・家族から大学へ直接相談・申請することになります。大学ごとの情報、大学入試センター試験の情報を本人・家族が自分たちで確認し、手続きをしていきましょう。前年度の例（92ページ参照）などを参考に、進捗状況を自分たちで管理する必要があります。

入試で配慮を得るための年間スケジュール

入試への準備の流れ

大学入試で合理的配慮を得るための年間スケジュールの目安は、以下の通りです。日程は多少前後することがあります。この日程は2018年度までの入試を参考にしたもので、今後は日程が変わる可能性もあります。

6月　8月　10月

大学入試センター試験

7月
配慮案内の公表。それを参考にして8～9月に配慮を出願前申請する

10月
出願受付がスタート。配慮を出願時に申請することもできる

大学の一般入試

相談を早めに
入試での合理的配慮を相談。オープンキャンパスでも相談できる。時期は大学によってさまざまだが、相談はできるかぎり早めに。その後の経過は大学ごとに異なる

POINT

診断は相談・申請の前に

入試で合理的配慮を求めると、診断書が必要になることがあります。発達障害の診断を受けるためには数ヵ月ほどかかることがあるので、早めに診察を受けておきましょう。

万全の態勢で試験を受けられるように

入学試験で合理的配慮を受けるためには、学校や入試センターへの相談や申請などが必要となります。必要書類をそろえることに時

POINT

高校入試の場合は

　高校入試で配慮を得るための年間スケジュールは、学校によって異なります。通学先の中学校に春頃から相談して、受験先の情報を早めに調べるようにするとよいでしょう。

入学

4月　2月　12月

1月
大学入試センター試験。事前に申請した配慮を得て試験を受ける

12月
配慮事項の決定通知書が届く。その後、受験票などが到着する

1～3月
各大学の入学試験。事前に申請した配慮を得て試験を受ける

1～2月
配慮を申請したうえで出願する。出願期日は学校によって異なる

POINT

新生活の準備も必要に

　入学が決まると、1ヵ月程度で新生活の準備をすることになります。家族はそれも考慮しておきましょう。また、発達障害当事者の会などで先輩の話を聞くと、新生活や必要なことをイメージしやすくなります。

間がかかる場合もあるので、準備は早めにはじめましょう。
　目安としては、入試の前年度に大学との相談をはじめ、入試を受ける年度の七月頃には本格的な手続きにかかれるようにするとよいでしょう。上記のスケジュールを参考にしてみてください。
　すでに入試が迫っていて、準備が遅れているという場合には、在籍校や進学希望先の学校に、相談してみましょう。その場合の対応は、学校ごとに異なります。

事例紹介

大学入試で合理的配慮を受け、進学したDさん

プロフィール

Dさんは現在、大学生になった女性です。高校時代に学校の先生と相談しながら時間をかけて準備し、入学試験で合理的配慮を受けて、大学に進学しました。

1

Dさんは中学生の頃からツールを使いはじめ、高校入試や高校の授業でも、合理的配慮を受けてきました。大学でも同様の配慮を受けたいと希望し、高校2年生のときに家族や在籍校の先生との相談をはじめました。

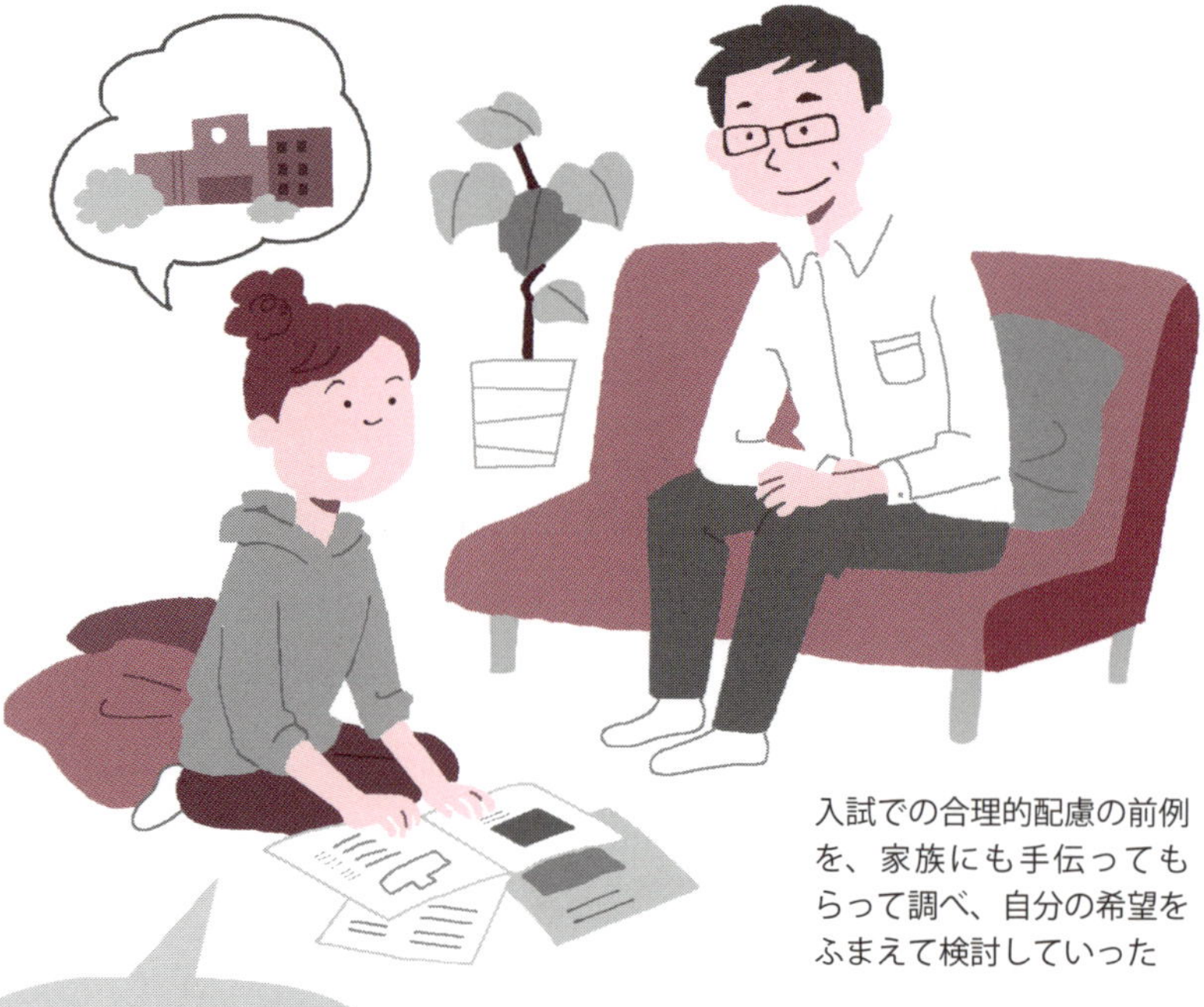
別室で受験して、
音声読み上げを
使った例が
あるんだって

入試での合理的配慮の前例を、家族にも手伝ってもらって調べ、自分の希望をふまえて検討していった

2

そして高校3年生の6月頃、志望大学への問い合わせや申請の準備をはじめました。9月には書類をまとめて、大学入試センター試験の出願前申請を提出。その後、11月頃に結果通知を受けとりました。

3

結果として、別室での受験や問題文の代読、ヘッドホン使用などの配慮を受けられることになりました。ただし、ヘッドホンは大学の備品を使うことになりました。

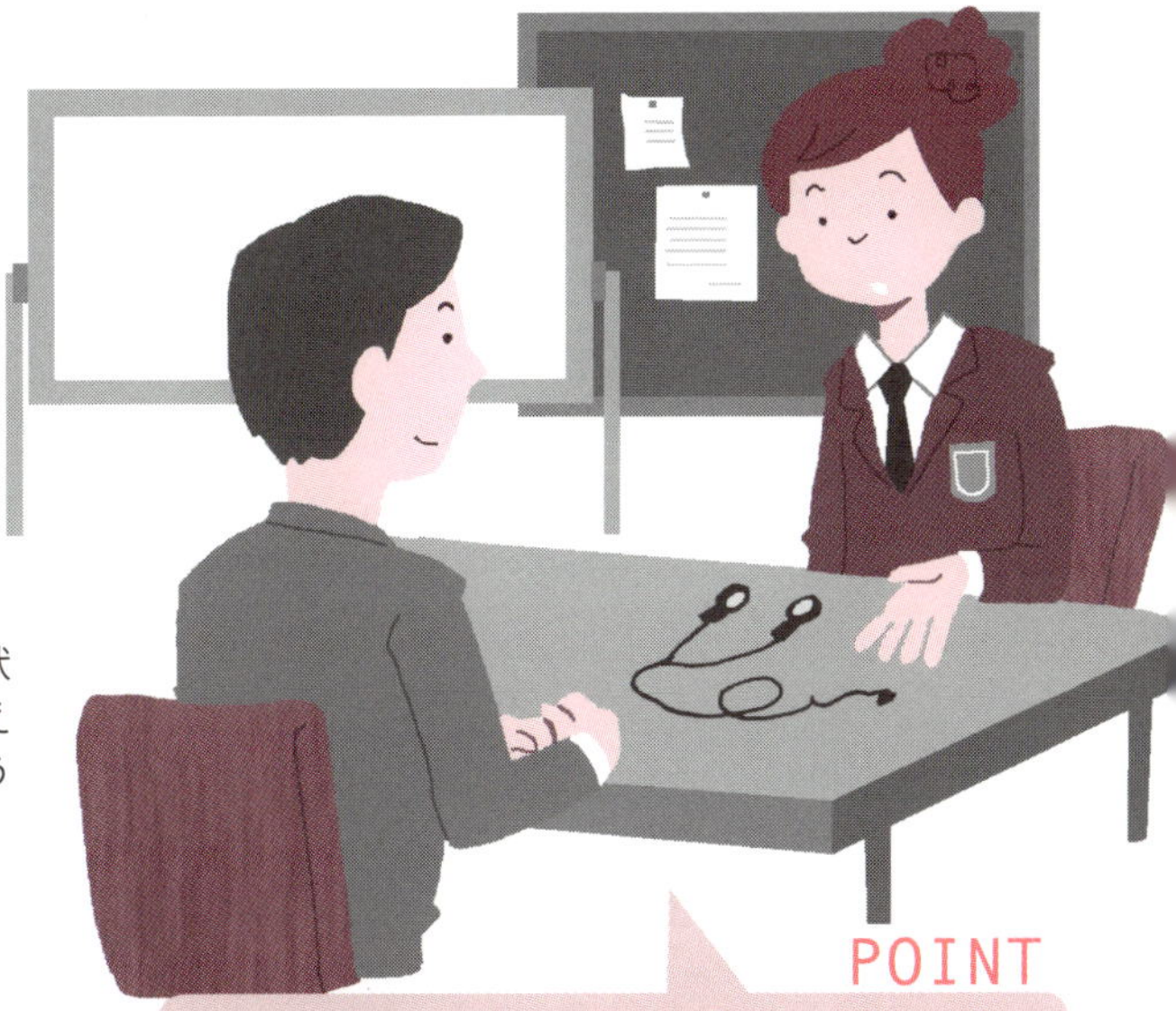

自分のイヤホンは形状不適合で入試には使えず、大学の備品を使うことになった

POINT

準備を万全に！

会場や試験用紙、機材などが、自分の希望と微妙にずれている場合もあります。事前に確認して、必要であれば調整や変更を相談しましょう。当日になって困ることのないように、準備を万全にしてください。

4

準備を整えて受験し、無事に志望校に合格。Dさんはその後、大学生活を楽しみながら、同じタイプの障害がある子どもたちのサポートをしています。

入学後はスマホやタブレットなどのツールをフル活用して、障害者支援の勉強をがんばっている

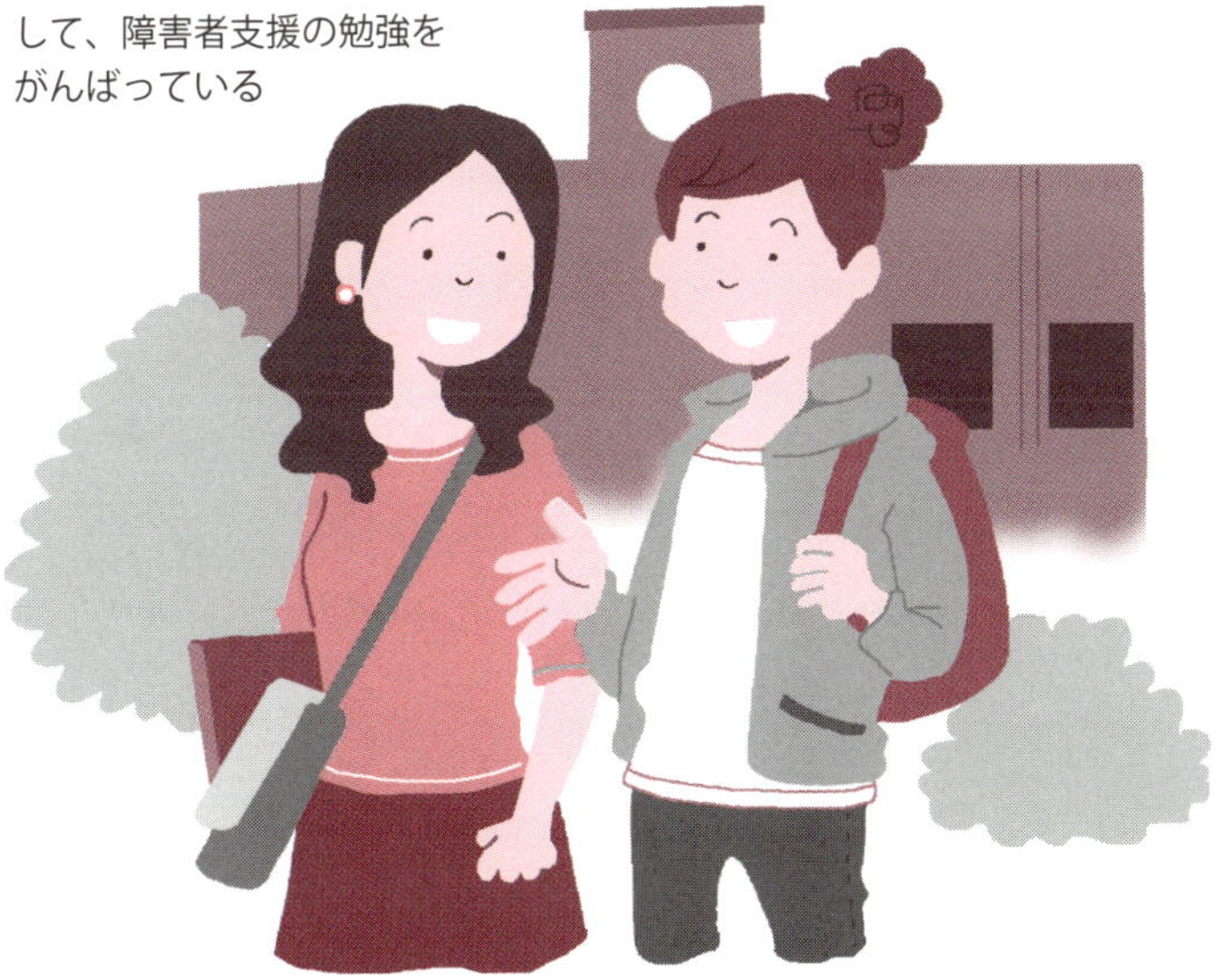

先生からひとこと

入学試験への配慮は、近年ようやく広がりはじめたもので、正直なところ、まだ十分なものとはいえません。しかし、Dさんのように積極的に準備にとりくむことで、一定の支援は受けられるようになってきています。

将来も
ずっと使う

目的は、読み書きや勉強だけじゃない

勉強の先に本当の学びがある

本書ではこれまで、子どもを家庭や学校で支援するための方法を紹介してきました。学習を中心とした内容なので、「ツールは勉強に役立つもの」という印象をもった人もいるかもしれません。

ツールは確かに、勉強に役立つものです。しかし、ツールを使う目的は、勉強する力を身につけることだけではありません。

子どもがその子らしく学ぶ力を身につけ、自分のやりたいことを実現していくこと。それこそが、ツールを使う目的です。

本書のさまざまな活用法を、勉強の先にある、本当の学びのために使っていってください。

夢をめざして活用する

子どもが「やりたいこと」「なりたいもの」に向かって進むためにツールが役立つのなら、将来も活用していきましょう。

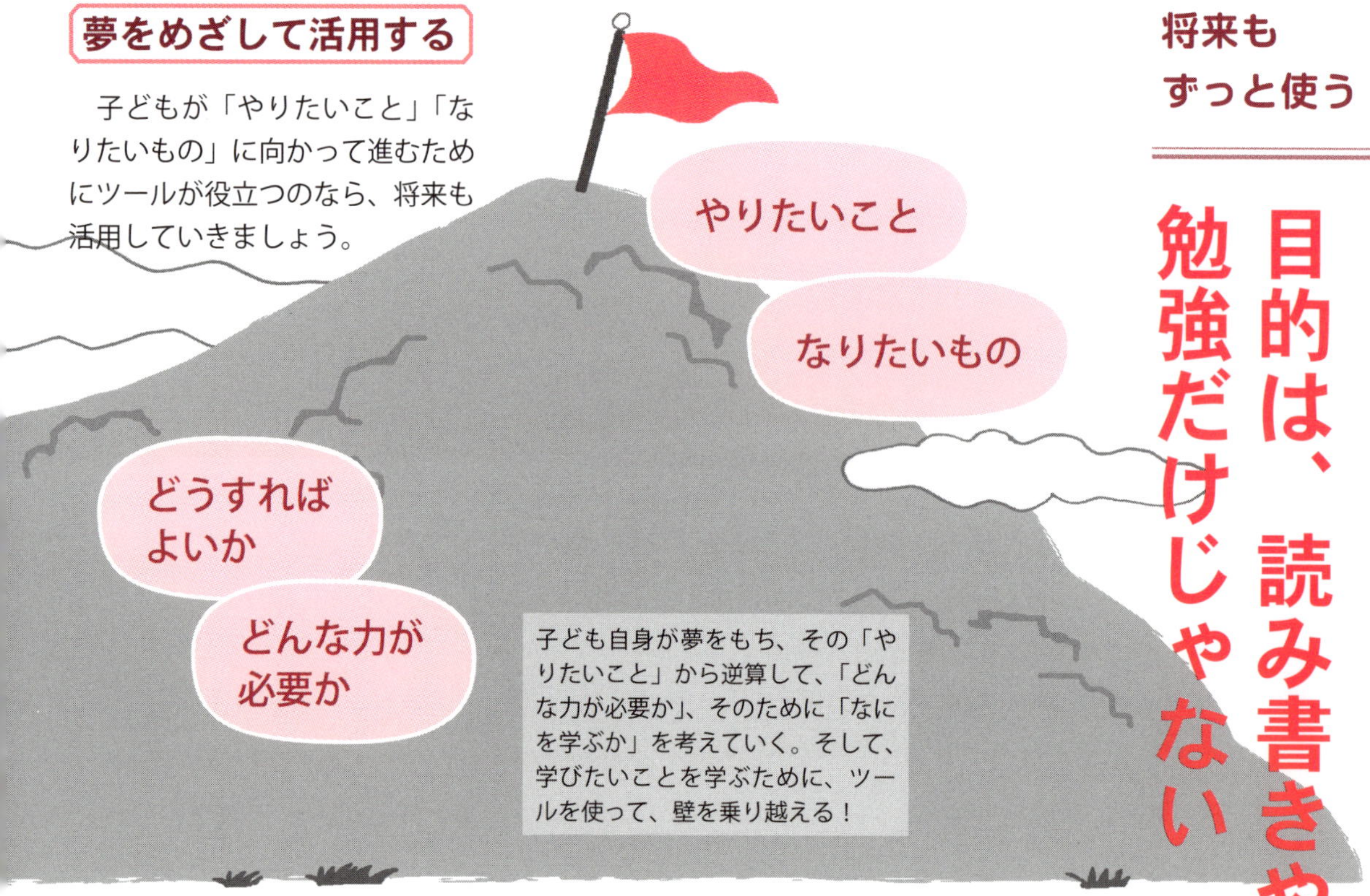

子ども自身が夢をもち、その「やりたいこと」から逆算して、「どんな力が必要か」、そのために「なにを学ぶか」を考えていく。そして、学びたいことを学ぶために、ツールを使って、壁を乗り越える！

中邑先生からひとこと

読み書きの支援は スタートにすぎません

このページのイラストをみていただければわかる通り、読み書きや会話などをツールの活用によって支援することは、子どもの長い人生の、ほんの一部でしかありません。その一歩は、子どもの困難を解消する大きな一歩ですが、同時に、これからはじまる道のりの最初の一歩にすぎないのです。

子どもはスマホやタブレットなどを使って自分らしく学べる方法をみつけると、夢に向かってどんどん進んでいきます。

私たちはそういう子どもたちをたくさんみてきました。みなさんもぜひ子どもたちに、そのような環境を早く提供してください。お願いします。

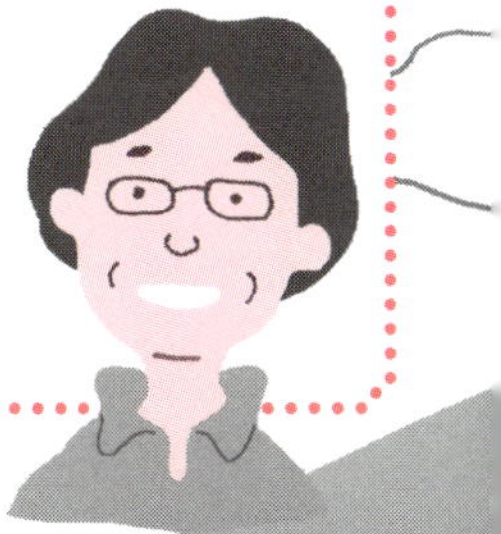

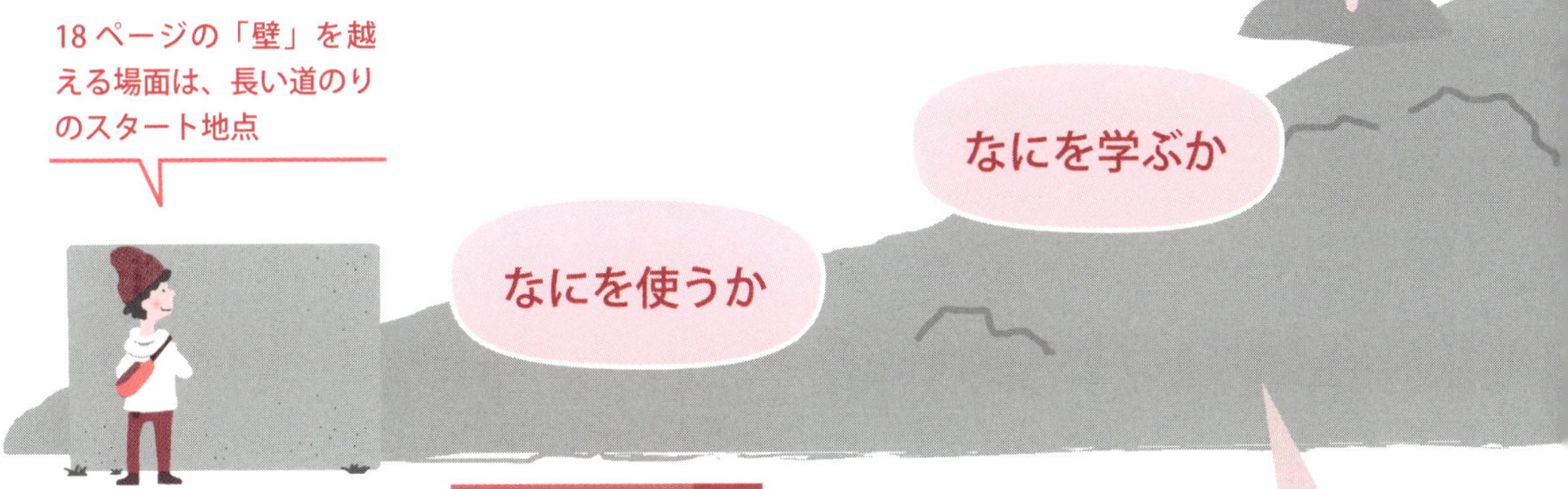
18ページの「壁」を越える場面は、長い道のりのスタート地点
なにを使うか
なにを学ぶか

支援の鉄則 5

将来のビジョンをもつ

ツールを使って子どもを支援するときには、上のイラストのように、その子の「やりたいこと」「なりたいもの」を大切にしましょう。それを将来のビジョンとして、本人・家族・先生で共有してください。目の前の困難だけをみるのではなく、子どもの夢や目標、希望、将来に目を向けるようにしましょう。

POINT

やりたいことがあれば 学んでいける

子どもは、心から「やりたい」「なりたい」と思うことがあれば、そのために学ぼうとするものです。家族や先生はそれをサポートしていきましょう。

COLUMN

最新技術の発表会「ATAC《エイタック》」へ行こう！

テクノロジーの活用例を学ぶことができる

本書で紹介しているようなテクノロジーの活用法をもっとよく知りたい人は、「ATAC カンファレンス」に参加してみましょう。

ATAC カンファレンスは 1996 年から毎年開催されている、支援技術普及のためのイベントです。

会場では、人の生活や学習に役立つテクノロジーが多数、紹介されています。学校や企業などでの実践を紹介するセミナーやシンポジウム、参加者どうしの交流会なども開かれます。

専門家が多数参加する、最新技術のイベントですが、一般の学生や保護者、教員も参加することができます。子どもたちの可能性を大きくするためのヒントがつかめるチャンスなので、参加を検討してみてください。

ATAC カンファレンス

ATAC は AT（支援技術）と AC（コミュニケーション技術）の略。2 つの柱を中心に、多様なテクノロジーを紹介するイベントとして開催されている

https://ataccconf.com/

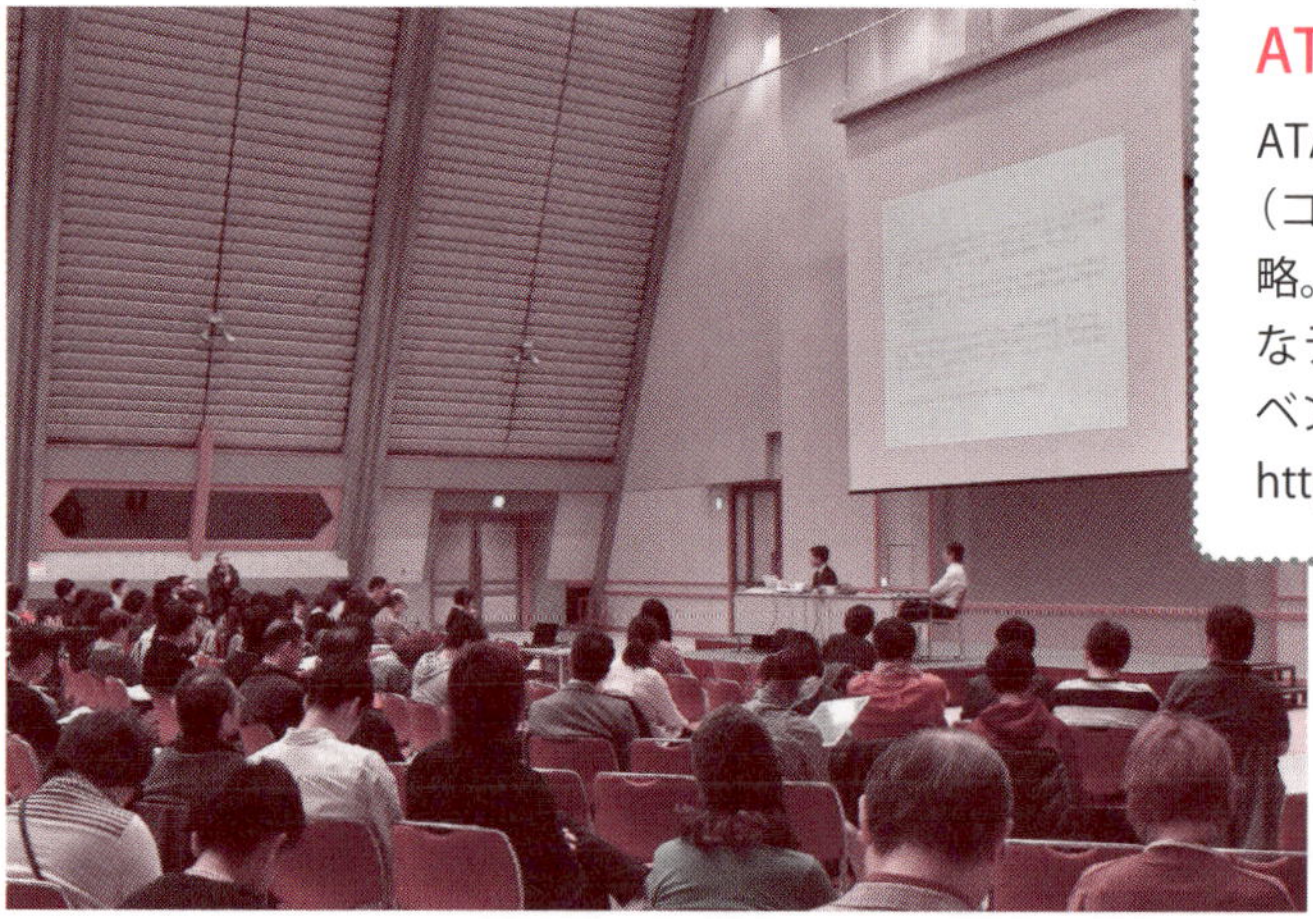

支援技術の専門家や、テクノロジーを利用している保護者・教員などが全国から集まり、情報交換をしている

■ 監修者プロフィール

中邑賢龍（なかむら・けんりゅう）

1956年、山口県生まれ。東京大学先端科学技術研究センター人間支援工学分野教授。広島大学大学院教育学研究科、香川大学教育学部などをへて現職。専門は支援技術などを活用した、社会問題解決型・実践研究。主な著書に『育てにくい子は、挑発して伸ばす』（文藝春秋）など。

近藤武夫（こんどう・たけお）

1976年生まれ。東京大学先端科学技術研究センター人間支援工学分野准教授。広島大学大学院教育学研究科などをへて現職。専門はインクルーシブな教育や雇用に関する研究。主な著書に『学校でのICT利用による読み書き支援——合理的配慮のための具体的な実践』（編著、金子書房）など。

健康ライブラリー

発達障害《はったつしょうがい》の子《こ》を育《そだ》てる本《ほん》

スマホ・タブレット活用編《かつようへん》

2019年12月17日　第1刷発行

監修	中邑賢龍（なかむら・けんりゅう） 近藤武夫（こんどう・たけお）
発行者	渡瀬昌彦
発行所	株式会社 講談社 東京都文京区音羽２丁目12-21 郵便番号　112-8001 電話番号　編集　03-5395-3560 販売　03-5395-4415 業務　03-5395-3615
印刷所	凸版印刷株式会社
製本所	株式会社若林製本工場

N.D.C.493　98p　21cm

ISBN978-4-06-515616-2

● 取材協力
平林ルミ（東京大学先端科学技術研究センター）

● 編集協力　石川智、オフィス 201

● カバーデザイン　桐畑恭子（next door design）

● カバー・本文イラスト　たんばきょうこ

● 本文デザイン　南雲デザイン

■ 参考文献・参考資料

中邑賢龍著『育てにくい子は、挑発して伸ばす』（文藝春秋）

中邑賢龍著
『発達障害の子どもの「ユニークさ」を伸ばすテクノロジー』
（中央法規出版）

中邑賢龍／福島智編
『バリアフリー・コンフリクト　争われる身体と共生のゆくえ』
（東京大学出版会）

近藤武夫編著、柘植雅義監修
『学校での ICT 利用による読み書き支援
——合理的配慮のための具体的な実践』（金子書房）

河野俊寛著
『タブレット PC を学習サポートに使うための Q&A』（明治図書出版）

河野俊寛著
『読み書き障害のある子どもへのサポート Q&A』（読書工房）